Winter
„Komm, das schaffst Du!"
Aufmerksamkeitsprobleme und ADHS

Fam. Christophersch

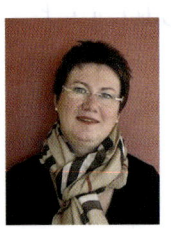

Die Autorin

Britta Winter ist Ergotherapeutin, Lehrtherapeutin in der Ergotherapie und Fachbuchautorin. Sie leitet in Wunstorf (bei Hannover) eine Praxis für Ergotherapie und das Fortbildungshaus Therapie & Wissen. Von ihren zwei Kindern bekommt sie immer wieder Tipps, wie eine richtige Erziehung funktionieren sollte. Wahrscheinlich ist es ihr auch deshalb ein besonderes Anliegen, Eltern ergotherapeutische Tipps und Alltagshilfen in verständlicher Form an die Hand zu geben. Frau Winter gibt als freie Referentin im In- und Ausland Seminare zum Thema Kindertherapie, ADHS sowie Eltern-, Erzieher- und Lehrertrainings. Ausgleich findet die Autorin beim Reisen, Schwimmen, Kochen mit der Familie und in ihrem Garten.

DANKE

Bedanken möchte ich mich ganz besonders bei all den Kindern, Eltern, Erziehern, Lehrern und Ergotherapeuten, die die in diesem Buch beschriebenen Alltagshilfen und Tipps angewendet, ausprobiert und darüber Rückmeldung gegeben haben.

Danke auch an das Team des Trias-Verlages für die gute und fruchtbare Zusammenarbeit.

Ein ganz besonderes Dankeschön an meine Redakteurin, Frau Heindel, die das Manuskript so gut verstanden und bereichert hat.

Ganz besonderer Dank geht an meine Assistentin Hanna Horn für die vielen Brainstormings, Recherchearbeiten und das Korrekturlesen.

Meine Kinder Moritz und Babette haben mir in vielen Fragen sehr konkrete Hinweise gegeben, was Kindern wirklich hilft. Danke, ihr beiden!

Und ohne die Unterstützung meines Mannes wäre es mir nicht möglich gewesen, so viel Zeit am Schreibtisch zu verbringen und vor mich hin zu sprechen. Danke, mein Lieber!

Britta Winter

„Komm, das schaffst Du!"
Aufmerksamkeitsprobleme und ADHS

Ergotherapeutische Alltagshilfen für mehr
Konzentration, Selbständigkeit, Selbstvertrauen

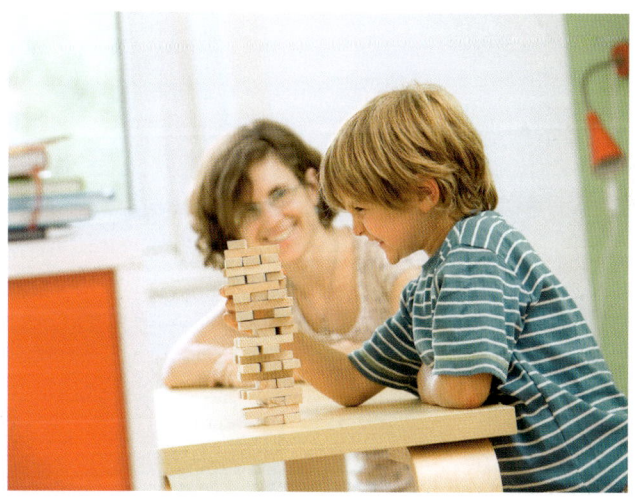

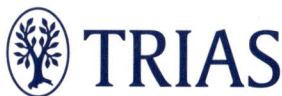

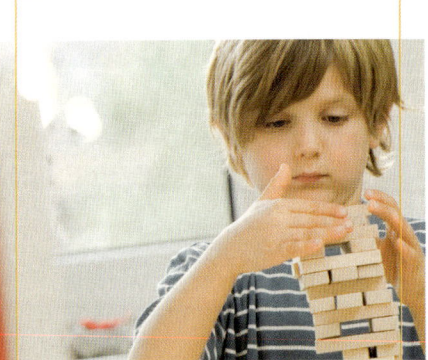

Helfen Sie Ihrem Kind, aufmerksamer zu werden. Dabei unterstützen Sie es auch, mehr Selbstvertrauen, bessere Konzentration und größere Selbst- ständigkeit zu entwickeln. Übrigens sind die Tipps und Tricks für jedes Kind hilfreich, um im Kindergarten, in der Schule und in der Familie besser zurechtzukommen.

IHR PLUS

Einleitung

Vorwort

Liebe Eltern, Erzieher und Lehrer,

ich freue mich sehr über Ihr Interesse an diesem Buch. Sicherlich haben Sie immer wieder einmal Kontakt zu Kindern mit Aufmerksamkeitsproblemen. Vielleicht ist sogar Ihr eigenes Kind davon betroffen.

Eltern, Erzieher, Lehrer, Ärzte und Therapeuten äußern den Eindruck, dass in heutiger Zeit Kinder gehäuft Aufmerksamkeitsprobleme und vermehrte Unruhe aufweisen. Diese Kinder erscheinen entweder besonders unruhig, zappelig und unaufmerksam oder sehr verträumt und verlangsamt. Sie haben Schwierigkeiten, den Alltag und die damit verbundenen Aufgaben zufriedenstellend zu bewältigen. Das Zusammensein mit diesen Kindern ist oft anstrengend und fordert uns Erwachsene sehr heraus.

Dieses Buch soll Sie bei der Bewältigung problematischer Alltagssituationen von Kindern mit Aufmerksamkeits- und Unruhezuständen im häuslichen Umfeld, im Kindergarten und in der Grundschule unterstützen. Es kann eine erforderliche Therapie jedoch keinesfalls ersetzen, wird sie jedoch sinnvoll ergänzen.

FRAGEN

- Was tun, wenn das Kind unsicher ist und sich wenig zutraut?
- Was tun, wenn es zwischen den Erwachsenen und dem Kind viele Spannungen gibt?
- Was tun, wenn das Kind sehr zappelig und laut ist?
- Was tun, wenn das Kind sehr verträumt und verlangsamt ist?
- Was tun, wenn das Kind unaufmerksam, leicht ablenkbar ist und viele Fehler macht?
- Was tun, wenn sich das Kind nicht an Regeln hält?
- Was tun, wenn das Kind seine Aufgaben nicht zuverlässig erledigt?
- Was tun, wenn das Kind unorganisiert und unselbstständig ist?
- Was tun, wenn das Kind mit anderen Kindern häufig Stress hat?
- Was tun, wenn das Kind in seiner Freizeit wenig aktiv ist?
- Was tun, wenn das Kind beim Basteln, Malen und Schreiben ungeschickt ist?
- Wie kann ich die Umgebung des Kindes unterstützend gestalten?

Darüber hinaus versteht sich dieser Ratgeber als ein Beitrag zur Prävention. Er bietet Hilfen und Anregungen, um dem Auftreten oder der Verschlimmerung von möglichen Verhaltensproblemen im Kindesalter entgegenzuwirken.

Nicht alle aufmerksamkeitsgestörten Kinder weisen eine vollständige krankheitsrelevante Aufmerksamkeits-Hyperaktivitätsstörung (ADHS) auf. In der Regel kann und sollte bei Kindergarten- und Vorschulkindern die Diagnose ADHS noch nicht gestellt werden. Aber gerade jüngere Kinder können durch Aufmerksamkeitsdefizite und Unruhezustände besonders auffallen.

Bestimmt kennen Sie so ein Kind und haben sich auch schon einmal einige dieser Fragen gestellt.

In diesem Ratgeber erhalten Sie Antworten auf alle diese Fragen sowie eine Vielzahl von erprobten Alltagshilfen, Tipps und Tricks, wie Sie Kinder mit Aufmerksamkeitsproblemen und erhöhter Unruhe unterstützen können, damit sie sich positiv entfalten.

Ziel ist es, dass der Alltag für diese ganz besonderen Kinder und auch für Sie (wieder) einfacher wird!

Bestimmt geht es Ihnen so wie mir, egal was mit unseren Kindern ist, was sie können oder nicht so gut können – wir möchten, dass es ihnen gut geht, sie sich gut aufgehoben und in dieser Welt zu Hause fühlen. Es ist uns wichtig, dass sie mit einem stabilen Selbstvertrauen durchs Leben gehen, sich anerkannt und geliebt fühlen und Freundschaft und Liebe schenken können.

TIPPS

- Tipps, die das Selbstvertrauen des Kindes stärken.
- Tipps zur Entspannung und Verbesserung der Erwachsenen-Kind-Beziehung.
- Tipps, die dem Kind helfen, sich besser zu regulieren.
- Tipps, die das Kind ruhiger oder wacher werden lassen.
- Tipps, die die Aufmerksamkeitsleistungen des Kindes verbessern.
- Tipps, die dem Kind helfen, seine Aufgaben und Pflichten zu erfüllen.

- Tipps, die das Kind unterstützen, selbstständiger und organisierter zu werden.
- Tipps, die die Sozialkompetenz des Kindes verbessern.
- Tipps, die zu einer aktiveren und zufriedeneren Freizeitgestaltung des Kindes verhelfen.
- Tipps, die zur Verbesserung der Fein- und Schreibmotorik (Grafomotorik) beitragen.
- Tipps zur Optimierung der Umgebungsgestaltung.

Wir Erwachsenen können mit unserer unbedingten Liebe, Zuneigung, Wertschätzung und einem respektvollen Umgang ganz viel dafür tun, dass unsere Kinder ein sicheres und stabiles Selbstvertrauen entwickeln und positive Emotionen fühlen und äußern können.

Deshalb, neben allen konkreten Alltagshilfen und Tricks, ist mir die wichtigste Botschaft dieses Ratgebers:

Verstärken Sie das Vertrauen des Kindes in sich selbst und in seine Fähigkeiten und Stärken, indem Sie immer wieder verdeutlichen, dass Sie diese anerkennen, es wertschätzen, gerne haben oder sogar unbedingt lieben!

Ach ja, die beschriebenen Alltagshilfen, Tipps und Tricks können auch bei Kindern ohne Aufmerksamkeitsstörungen hilfreich sein. Also probieren Sie sie aus!

Herzlichst,
Ihre Britta Winter

INFO

Weiterführende Hilfen

Sollte sich das Kind in therapeutischer Behandlung befinden, kann der Ratgeber die Therapie sicherlich zusätzlich unterstützen.
Ihr Hausarzt/Kinderarzt/Kinder- und Jugend-Psychiater und/oder eine Ergotherapeutin Ihres Vertrauens kann/können Ihnen sicherlich weiter helfen und Sie kompetent beraten.

Wie Sie das Buch am besten nutzen

Im ersten Teil dieses Ratgebers erhalten Sie Basisinformationen zum Thema Aufmerksamkeit und Aufmerksamkeitsstörungen. In diesem Zusammenhang werden die verschiedenen Aspekte der Aufmerksamkeit und die damit verbundenen Auffälligkeiten erklärt. Es wird dargestellt, in welchen Lebensbereichen und Alltagssituationen kindliche Aufmerksamkeitsstörungen beobachtet werden können.

Antworten auf die Frage der möglichen Ursachen, die Häufigkeit von kindlichen Aufmerksamkeitsproblemen und die Abgrenzung zur Aufmerksamkeitsdefizit-Hyperaktivitätsstörung (ADHS) werden ebenfalls in diesem Ratgeberteil gegeben.

Im zweiten Teil bekommen Sie vielfältige Alltagshilfen und Tipps, wie Sie bestimmte Situationen positiv so verändern können, dass das Kind vermehrt Selbstvertrauen, Konzentration, Geschicklichkeit und Selbstständigkeit entwickeln kann.

Es werden die wichtigsten typischen Fragen im Zusammenhang mit Aufmerksamkeitsproblemen gestellt und die damit verbundenen Auffälligkeiten beschrieben.

Anschließend werden Lösungsansätze in Form von Alltagshilfen und Tipps für das häusliche Umfeld, den Kindergarten und die Schule vorgestellt. Die Lösungsansätze sind der Übersicht halber folgenden 10 Zielen zugeordnet:

10 ZIELE FÜR IHR KIND

1. Verbesserung des Selbstvertrauens.
2. Verbesserung der Erwachsenen-Kind-Interaktion.
3. Verbesserung der grundlegenden Aufmerksamkeitsaktivierung und Selbstregulation.
4. Verbesserung der zielgerichteten Aufmerksamkeitssteuerung.
5. Verbesserung der Mitarbeit bei fremdbestimmten Aufgaben.
6. Verbesserung der Selbstständigkeit und Handlungsorganisation.
7. Verbesserung der Sozialkompetenz.
8. Verbesserung der Spielintensität und Freizeitaktivitäten.
9. Verbesserung der Fein- und Schreibmotorik (Grafomotorik).
10. Optimierung der Umgebungsgestaltung.

Gern können Sie sich die Themen, Fragen und Tricks heraussuchen, die Sie besonders interessieren. Sie müssen diesen Ratgeber nicht chronologisch „abarbeiten"!

Lassen Sie sich inspirieren und probieren Sie einzelne Anregungen aus. Fragen Sie auch das Kind oder die Kinder, ob und was sich durch den Einsatz der Tricks verändert und wie sie dies bewerten. Wenn Sie aufmerksam und im Kontakt mit dem Kind sind, müssen Sie keine Angst haben, dem Kind zu schaden, wenn ein Trick einmal nicht funktionieren sollte. Das Kind spürt sehr genau, dass Sie etwas positiv verändern wollen und wird es Ihnen danken!

Seien Sie nicht befremdet, dass ich Sie manchmal bitte, Ihr eigenes Verhalten kritisch zu hinterfragen. Wir Erwachsenen sind nun einmal Vorbilder für unsere Kinder, sie gucken ab und lernen von uns, wie wir die Dinge angehen und unser Leben gestalten. Und manchmal kann ein Kind sich am besten dadurch weiterentwickeln, dass wir in unserer Vorbildfunktion etwas an unserem Verhalten verändern.

Beim Schreiben habe ich mich übrigens oft selbstkritisch bezüglich meines eigenen Erziehungsverhaltens hinterfragt. Welches bei Weitem nicht perfekt ist! Meine Kinder können dies nur bestätigen! Aber ich arbeite genau wie Sie daran und bin immer wieder überrascht, welche positiven Effekte kleine Veränderungen bewirken können. Ich glaube, entscheidend ist, dass wir uns immer wieder beobachten, hinterfragen und Veränderungen als Chance zur Weiterentwicklung betrachten.

Sollten Sie jedoch nicht weiterkommen oder sollte sich die Situation mit dem Kind verschlechtern, suchen Sie bitte unbedingt professionelle Hilfe auf!

Im Anhang erhalten Sie weiterführende Adressen und Buchempfehlungen, die Ihnen weitere Hilfen und Anregungen bieten. Den Abschluss bietet eine Sammlung von Abreißkarten, die Ihnen die wichtigsten Alltagshilfen und Tipps aus diesem Buch noch einmal anschaulich darstellen.

Warum gerade Hilfen von einer Ergotherapeutin?

Ergotherapeuten analysieren die Handlungskompetenz der Kinder in den Bereichen Selbstversorgung, Aktivitäten der alltäglichen Routine, des Spiels, im Kindergarten, in der Schule, in der Freizeit und im sozialen Leben. Der ergotherapeutische Prozess umfasst neben spezifischen ergotherapeutischen Behandlungsverfahren auch häusliche Übungsprogramme, die Beratung des Umfelds (Eltern, Erzieher und Lehrer) und die Anpassung der räumlichen Umwelt.

Ergotherapeuten sind Experten für den Alltag ihrer Klienten. Ziel der Ergotherapie ist die Verbesserung der Handlungskompetenz, Selbstständigkeit und Teilhabe des Klienten in dessen Alltag.

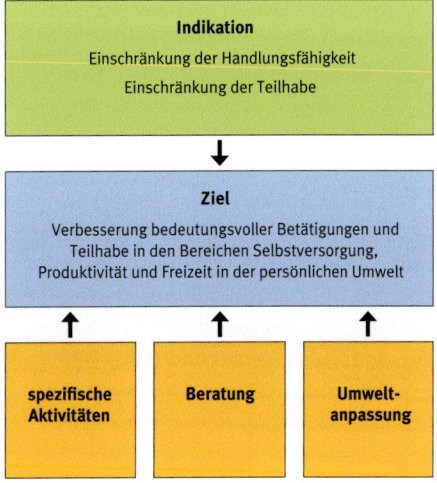

▲ Indikationen, Ziele und Behandlungsansätze der Ergotherapie

Warum Ergotherapie als Hilfe?

Da Auffälligkeiten in den Aufmerksamkeitsleistungen in der Regel zu einer Einschränkung der Handlungskompetenz und Alltagsbewältigung führen, stellt die Ergotherapie in der Behandlung von Aufmerksamkeitsstörungen im Kindesalter (aber auch im Erwachsenenalter) eine wichtige Behandlungsoption dar.

Es gibt in Deutschland ca. 4 500 ambulante Ergotherapiepraxen. In der Mehrzahl der Praxen werden zu einem großen Teil Kinder behandelt. Neben Auffälligkeiten in der Körperkoordination, Wahrnehmungsverarbeitung, Entwicklung und im Verhalten weisen eine Vielzahl dieser Kinder Aufmerksamkeitsstörungen als Kernsymptom oder als begleitendes Nebensymptom auf. Daher ist die Behandlung von Aufmerksamkeitsstörungen in der Ergotherapie bei Kindern ein zentrales Thema.

Viele Ergotherapeuten haben sich inzwischen umfassend in der Behandlung von kindlichen Aufmerksamkeitsstörungen und der Beratung des Umfelds weitergebildet und qualifiziert. Sie sind mit den spezifischen Behandlungsangeboten kompetente Ansprechpartner in der Behandlung von kindlichen Aufmerksamkeitsstörungen. Sie führen Aufmerksamkeits- und Selbstinstruktionstrainings in Einzel- und Gruppentherapie durch. Die Wirksamkeit dieser Trainings ist durch wissenschaftliche Studien hinlänglich nachgewiesen.

Die Einbeziehung und Beratung der Bezugspersonen des Kindes, also der Eltern, Erzieher und Lehrer, ist in der ergotherapeutischen Behandlung von ganz besonderer Wichtigkeit. In der ergotherapeutischen Umfeldberatung erhalten die Bezugspersonen viele Informationen zu spezifischen Aspekten der Kindesent-

wicklung und Aufmerksamkeitsentwicklung. Die Eltern, Erzieher und Lehrer erhalten bewährte Anregungen, Hilfen und Fördermöglichkeiten, wie sie das Kind in konkreten Alltagssituationen fördern und unterstützen können. Es werden auch Ideen aufgezeigt, wie die räumliche Umwelt (zum Beispiel das Kinderzimmer, der Arbeitsplatz) optimiert werden können. Im Rahmen der Umfeldberatung fließen fortlaufend die ergotherapeutischen Grundprinzipien in der Arbeit mit aufmerksamkeitsgestörten Kindern ein.

Darüberhinaus nehmen die Beratung zur Gesundheitsförderung und Maßnahmen zur Prävention in der Ergotherapie einen immer größer werdenden Stellenwert ein.

In diesem Ratgeber fasst nun eine erfahrene Ergotherapeutin all die vielen Anregungen, Alltagshilfen und Tipps, die Ergotherapeuten den Eltern, Erziehern und Lehrern mit auf den Weg geben, zusammen.

Warum gerade Hilfen von mir?

Ich bin Mutter von zwei wunderbaren Jugendlichen und seit 1987 mit Begeisterung Ergotherapeutin. Seit 1998 leite ich eine eigene Ergotherapiepraxis in Wunstorf. Seit dieser Zeit liegen mir vor allem die Kinder mit Aufmerksamkeitsproblemen, Selbstregulationsproblemen, Koordinationsproblemen und ADHS besonders am Herzen. Diese Kinder und ihre Familien haben oft einen hohen Leidensdruck, und

ich erlebe es als äußerst befriedigend, ihnen mittels ergotherapeutischen Interventionen und gezielter Beratung bei der Alltagsbewältigung unterstützend zur Seite zu stehen.

Neben meiner Praxistätigkeit bin ich freie Referentin zu Themen der Kindertherapie und leite darüber hinaus das Fortbildungshaus Therapie & Wissen. Durch meine

Lehrtätigkeit und die Auseinandersetzung mit aktuellen wissenschaftlich überprüften Therapiekonzepten habe ich einen Leitfaden für das Vorgehen in der Ergotherapie mit Kindern (das Wunstorfer Ergotherapeutische Konzept) und Therapiekonzepte für Kinder mit Aufmerksamkeitsproblemen und ADHS entwickelt und publiziert. Weiterhin habe ich mit einer Kollegin ein Ergotherapeutisches Elterntraining (ETET) konzipiert, welches Eltern, deren Kinder sich wegen Aufmerksamkeits-, Selbstregulations- und Handlungsorganisationsproblemen in ergotherapeutischer Behandlung befinden, wertvolle Erklärungen und Alltagshilfen bietet.

Meine tiefe Überzeugung, dass die Ergotherapie mit ihrem konkreten Alltagsbezug Kindern mit ADHS eine wirksame Unterstützung zur Bewältigung ihrer Problematik sein kann, wird nun auch in der Fachwelt zunehmend mit fundierten Fakten belegt. Dies freut mich sehr und ist mir ein großer Ansporn, weiterzumachen und zum Beispiel diesen Ratgeber zu schreiben.

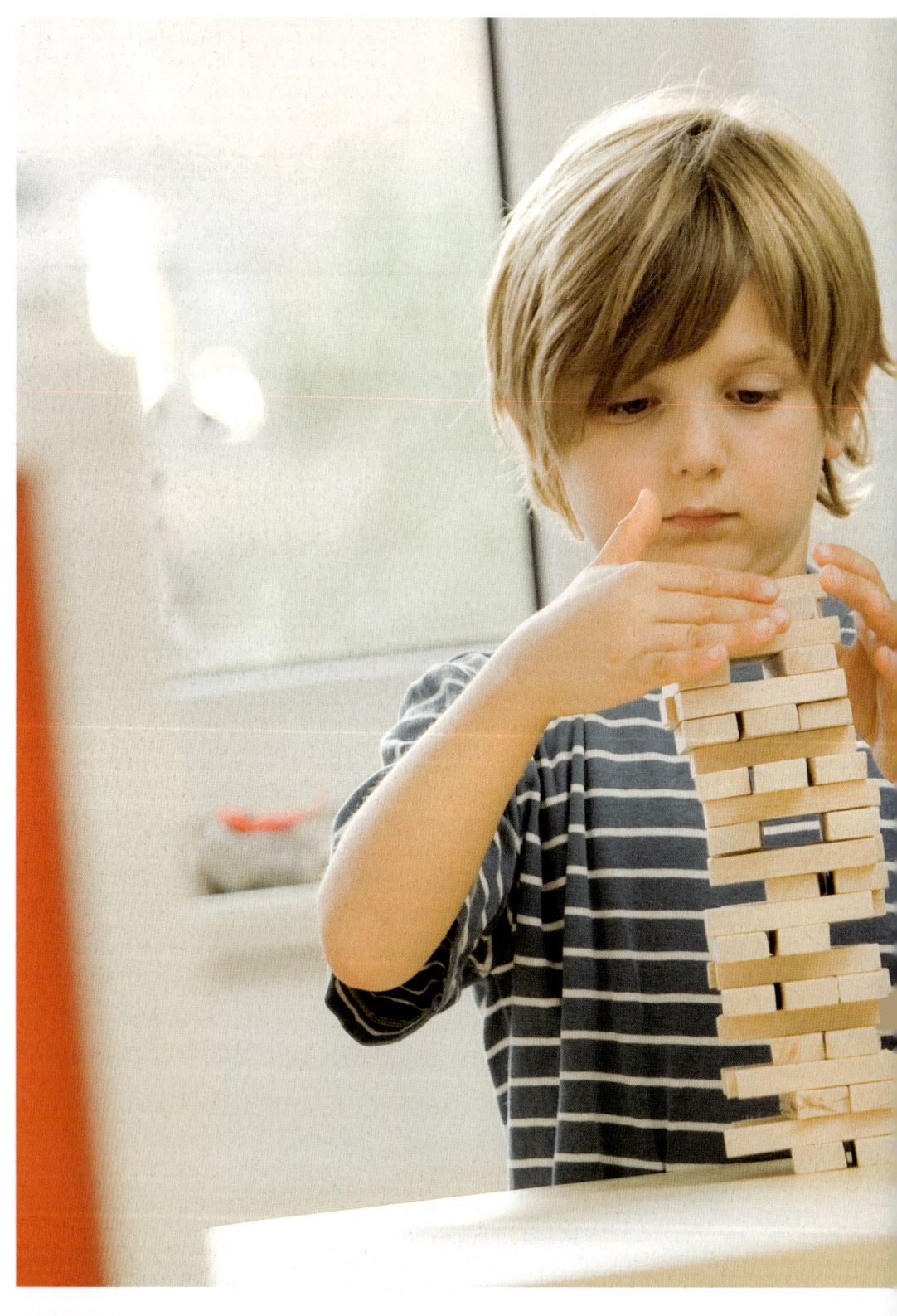

Basiswissen Aufmerksamkeitsstörungen

Was ist eigentlich Aufmerksamkeit?

Aufmerksamkeitsleistungen werden für nahezu jede Tätigkeit im Alltag benötigt. Sie sind an den komplexen Funktionen der Wahrnehmung, des Gedächtnisses, der Handlungssteuerung, der sprachlichen und kognitiven Funktionen beteiligt.

Aufmerksamkeit wird oftmals mit einem Scheinwerferlicht verglichen: Es lässt aktuell wichtige Aspekte hell in den Mit-telpunkt rücken und belässt unwichtige Aspekte im Dunkeln – also unbeachtet. Nur durch diese Hemm- und Filterfunktio-nen kann unser Gehirn die Unmenge an Informationen bewältigen, die permanent auf uns einwirken.

Um aufmerksam sein zu können, müssen wir ein bestimmtes zentralnervöses Aktivierungsniveau bereitstellen und

INFO

Moderne neuropsychologische Kon-zepte unterscheiden zwischen fünf wesentlichen Aufmerksamkeitskom-ponenten:

1. **Aktivierungsbereitschaft (Alert-ness):** Die Alertness beeinflusst die allgemeine zentralnervöse Wachheit. Vereinfacht könnte man sagen, sie bestimmt, wie wach unser Gehirn ist. Sie zeigt sich im Tages- und Nachtablauf sehr variabel. Die Aufmerksam-keitsaktivierung umfasst auch die Fähigkeit, die Aufmerksamkeit nach einem Warnreiz kurzfristig zu steigern.
2. **Fokussierte Aufmerksamkeit:** Die fokussierte Aufmerksamkeit ist die Fähigkeit, schnell und sicher auf relevante Reize zu reagieren und sich durch Störreize oder un-wesentliche Reize nicht ablenken zu lassen. Sie ermöglicht es uns, ganz bei einer Aufgabe oder Sache zu bleiben und uns nicht ablen-ken zu lassen.
3. **Geteilte Aufmerksamkeit:** Die ge-teilte Aufmerksamkeit ermöglicht es uns, mehrere Reize oder Aufga-ben gleichzeitig zu bewältigen.
4. **Daueraufmerksamkeit und Vigilanz:** Unter Daueraufmerksamkeit wird die Fähigkeit verstanden, länger-fristige Aufmerksamkeitsleistun-gen bei einer reizarmen Aufga-benstellung aufrechtzuerhalten und bei Bedarf schnell und sicher reagieren zu können.
5. **Kontrollaufmerksamkeit**

aufrechterhalten. Es versetzt uns in die Lage, eine Aufgabe, Handlung oder längerfristige geistige Anstrengung durchzuführen und durchzuhalten. Dabei müssen wir ständig Wichtiges von Unwichtigem unterscheiden und unser Handeln permanent kontrollieren.

Eine gute Aufmerksamkeitssteuerung und ein damit verbundenes konzentriertes Arbeiten und Dabeibleiben sind sehr stark von Interesse, Motivation und Anstrengungsbereitschaft abhängig. Unumstritten ist, dass bei uns allen (bei Kindern und auch bei uns Erwachsenen) die Aufmerksamkeitsleistungen bei den Dingen und Sachverhalten, die uns interessieren und die uns Spaß machen, viel besser sind als bei den Aufgaben und Themen, die wir tun müssen und die uns eigentlich nicht interessieren. Mentale Leistungsbereitschaft hat immer etwas mit Interesse, Motivation und willentlicher Anstrengungsbereitschaft zu tun.

Die Konzentrationsdauer ist dabei von Kind zu Kind sehr schwankend. Hier wird deutlich, dass wir die kindliche Konzentrationsfähigkeit häufig deutlich überschätzen und oft auch durch zu lange Arbeitsphasen am Stück (zum Beispiel 45-minütige Klassenarbeiten bei Grundschülern) überstrapazieren.

Aus der Neuroanatomie und aus der Therapieforschung wissen wir, dass besonders die Verarbeitung von sensorischen und motorischen Informationen (zum Beispiel unsere Bewegungsempfindung) für die allgemeine Reaktionsbereitschaft und die zentralnervöse Wachheit zuständig sind. Diese sensorischen und motorischen Informationen werden in einer dem Großhirn vorgelagerten Region, dem Netzkörper (Formatio reticularis), gefiltert, gehemmt und gebündelt. Der Netzkörper besitzt die Macht, viele dieser sensorischen Informationen auszublenden, damit nur die wichtigen Informationen das Großhirn erreichen. Wenn der Netzkörper also zu wenige Informationen ausblendet, können wir uns wegen der Informationsflut, die ins Großhirn eindringt, schlechter konzentrieren. In der Regel korrespondieren daher präzise dosierte und zielgerichtete motorische Aktivitäten mit einer guten Aufmerksamkeitssteuerung.

INFO

Durchschnittliche Konzentrationsdauer am Stück, also ohne Pause:

Kinder mit	
5–7 Jahren	15 Minuten
7–10 Jahren	20 Minuten
10–12 Jahren	20–25 Minuten
12–14 Jahren	ca. 30 Minuten

Welche Aufmerksamkeitsprobleme gibt es?

Aufmerksamkeitsprobleme kennen wir alle. Es fällt uns zum Beispiel schwer, aufmerksam zu sein, wenn wir sehr müde und erschöpft, krank, unausgeschlafen, aufgeregt oder unglücklich sind. Einhergehend mit diesen Aufmerksamkeitsproblemen sind wir dann unruhiger und unsere Bewegungsabläufe werden fahriger und ungenauer. In solchen Zuständen vergessen wir etwas, machen Fehler, stoßen uns, lassen etwas fallen oder schütten etwas um.

Aufmerksamkeitsprobleme und übermäßige Unruhe sind in bestimmten Altersstufen und Situationen vollkommen normal und gehören zur Kindheit. Kinder müssen sich viel bewegen, damit das Gehirn die nötigen neuronalen Netzwerke der Bewegungsplanung und der motorisch anpassenden Reaktionen (zum Beispiel Gleichgewicht, Kraftdosierung) ausbauen kann. Auch die neuronalen Netzwerke der Aufmerksamkeitssteuerung werden erst langsam im Kindes- und Jugendalter aufgebaut.

Einige Kinder fallen jedoch im Alltag deutlich wegen erhöhten Aufmerksamkeits- und Selbstregulationsproblemen auf. Im Konzept der Selbstregulation geht man davon aus, dass die Kinder Schwierigkeiten haben, das passende Erregungs-niveau für die jeweilige Tätigkeit zu entwickeln. Normalerweise lernen Kinder in den ersten Lebensjahren recht gut, ihr zentralnervöses Erregungsniveau zu regulieren. Kinder mit einer guten Selbstregulation pendeln sich über den Tag verteilt immer wieder um ein mittleres Erregungsniveau ein.

Kindern mit einer generellen zentralnervösen Übererregtheit gelingt es schlecht, sich selbst zu regulieren. Sie bewegen sich permanent auf einem zu hohen Aktivitätsniveau. Diese Kinder weisen eine erhöhte motorische Unruhe auf: Sie zeigen einen sehr großen Bewegungsdrang, rennen viel umher, stehen häufig auf und zappeln mit Händen und Füßen. Durch diese motorische Unruhe haben sie Schwierigkeiten, sich zu konzentrieren. Sie sprechen häufig viel, laut und hastig. Dazu kommen oft Schwierigkeiten in der Kraftdosierung und ein tollpatschig und ungeschickt wirkendes Bewegungsverhalten. Häufig malen und basteln diese Kind ungern und daher auch nicht altersentsprechend.

Kinder mit einer generellen zentralnervösen Untererregung weisen ein zu niedriges Aktivitätsniveau auf. Sie wirken eher verträumt, verlangsamt und vergesslich. Sie haben Schwierigkeiten, in Gang zu kommen und Handlungen zu beginnen. Sie

KLASSIFIZIERUNG VON AUFMERKSAMKEITSSTÖRUNGEN

Auffälligkeiten der Aufmerksamkeitskraft:

Kinder mit Auffälligkeiten in der Aktivierungsbereitschaft wirken häufig nicht so wach, sind verlangsamt und eher antriebsarm. Sie reagieren häufig erst auf mehrfaches Ansprechen und stärkere Reize von außen.

Kinder mit Auffälligkeiten in der Daueraufmerksamkeit können schlecht längere Zeit bei einer Aufgabe bleiben, die nicht abwechslungsreich gestaltet ist. Sie werden dann zusehends schlaffer, rutschen evtl. vom Stuhl oder versuchen, mit motorischer Unruhe wach zu bleiben.

Auffälligkeiten der Aufmerksamkeitssteuerung:

Kinder mit Auffälligkeiten in der fokussierten Aufmerksamkeit lassen sicht leicht ablenken. Es fällt ihnen schwer, ihre Aufmerksamkeit auf die jeweilige Aufgabe zu richten und dabeizubleiben.

Kinder mit Auffälligkeiten in der geteilten Aufmerksamkeit sind schnell überfordert, wenn sie mehrere Aufgaben gleichzeitig bearbeiten müssen.

Kinder können nur in einem, aber auch in allen diesen Aufmerksamkeitsbereichen eine Auffälligkeit oder sogar Störung aufweisen. In gravierenden Fällen subsumiert sich die Aufmerksamkeitsstörung mit anderen Symptomen zu einer tatsächlichen Aufmerksamkeitsdefizit-Hyperaktivitätsstörung (ADHS).

Aufmerksamkeitsdefizit-Hyperaktivitätsstörung (ADHS)

Etwa 4,8 % der Kinder in Deutschland weisen eine tatsächliche ADHS auf. Diese Störung besteht aus einer Kombination von Aufmerksamkeitsstörung, Hyperaktivität und Impulsivität. Die Symptome müssen situationsübergreifend, also in der Schule, zu Hause und in der Freizeit auftreten. Die Symptome sind deutlich stärker ausgeprägt als bei gleichaltrigen Kindern. Die Symptomatik muss schon vor dem 7. Lebensjahr vorliegen und länger als 6 Monate bestehen. Man spricht erst dann von einer Störung, wenn das Kind aufgrund der ADHS-Symptomatik in seinen Alltagsfunktionen deutlich beeinträchtigt ist und der Leidensdruck sehr groß ist.

---

sind ablenkbar und schweifen häufig ab. Ihr Arbeitstempo ist oft zu langsam und sie schaffen ihre Aufgaben in der vorgegebenen Zeit nicht. Es fällt ihnen teilweise schwer, schnell zu regieren und sich zum Beispiel durchzusetzen.

Aufmerksamkeitsstörungen werden in Störungen der Aufmerksamkeitskraft (Aufmerksamkeitsintensität) und Störungen der Aufmerksamkeitssteuerung klassifiziert.

Wie äußern sich Aufmerksamkeitsprobleme im Alltag?

Insgesamt kann man festhalten, dass Kinder mit Aufmerksamkeitsproblemen und Selbstregulationsproblemen Einschränkungen in der Handlungssteuerung haben. Sie benötigen zu viel Zeit und machen viele Fehler. Dies führt zu negativen Reaktionen der Umwelt. Das Kind erfährt immer wieder Misserfolgserlebnisse. Das Selbstvertrauen, die Leistungsbereitschaft und die Stimmung verschlechtern sich. Dies kann zu sozialem Rückzug oder zu einer oppositionellen und verweigernden Grundhaltung führen.

Häusliches Umfeld

Im häuslichen Umfeld kann es dann zu folgenden typischen problematischen Standardsituationen kommen: Die Eltern haben das Gefühl, alles dreimal sagen zu müssen, weil das Kind Aufforderungen nicht befolgt. Handlungsabläufe der alltäglichen Routine und Selbstversorgung wie das Aufstehen, Waschen, Anziehen, Essen und Sitzen am Tisch, Aufräumen und das abendliche Zubettgehen sind mit dem Kind sehr anstrengend und stressig. Besonders anstrengend sind die Hausaufgabensituation und das Lernen. Das Kind ist auch im Spiel und in der Freizeit sehr unruhig und laut und hat Schwierigkeiten, sich alleine zu beschäftigen. Es wechselt die Spielaktivitäten häufig und ihm ist schnell langweilig. Oft gibt es Streit mit anderen Kindern. Das Kind ist unausgeglichen, reizbar und sehr sensibel. Oder das Kind ist verträumt, verlangsamt und zieht sich eher zurück und hat wenige Freunde und Freizeitaktivitäten. Es wirkt insgesamt eher unsicher und leicht irritierbar.

Kindergarten

Im Kindergarten fallen diese Kinder entweder durch eine erhöhte motorische Aktivität und Unruhe oder eben durch eine Antriebsarmut und Verlangsamung auf. Typische problematische Standardsituationen sind Aktivitäten der alltäglichen Routine und Selbstversorgung im Kindergarten, wie zum Beispiel Trödeln beim Anziehen und Unruhe beim Essen. Die Kinder sind permanent in Bewegung. Im Spiel mit anderen Kindern sind sie oft laut, heftig, überschießend und sprunghaft und es kommt häufig zu Konflikten. Untererregte Kinder bleiben eher für sich, nehmen selten eigeninitiativ Kontakt zu anderen Kindern auf und verhalten sich unsicher. Insgesamt können die Kinder schlecht bei einer Aufgabe bleiben. Arbeiten am Tisch, Malen und Basteln werden eher vermieden. Aufmerksamkeitsprobleme und Unruhezustände werden im Stuhlkreis deutlich. Die Kinder stören, sind zappelig, laut und ablenkbar oder eben verträumt und zu langsam in ihren Reaktionen.

Schule

In der Schule fallen die Kinder besonders durch eine erhöhte Ablenkbarkeit und Unruhe im Unterricht auf. Es fällt ihnen schwer zuzuhören und eine Aufgabe zu beginnen und bis zum Ende dabeizublei-ben. Sie kontrollieren ihr Tun und ihre Aufgaben zu wenig und machen viele Fehler. Entweder ist das Arbeitstempo zu überhastet und es kommt so zu vielen Fehlern, oder das Arbeitstempo ist zu langsam und das Ergebnis dann nicht vollständig. Da die präzise dosierten, zielgerichteten motorischen Aktivitäten des Schreibens mit den Leistungen der Aufmerksamkeitssteuerung korrespondieren, ist das Schriftbild oft wenig formklar und schlecht leserlich.

Welche Ursachen für Aufmerksamkeitsstörungen gibt es?

Einfache kindliche Aufmerksamkeitsprobleme und Unruhezustände können vielfältige Ursachen haben (s. Kasten). Als Ursachen einer Aufmerksamkeitsdefizit-Hyperaktivitätsstörung (ADHS) werden Besonderheiten in bestimmten aufmerksamkeits- und steuerungslenkenden Hirnfunktionen und ein Ungleichgewicht im zentralnervösen Botenstoffsystem für die Reizweiterleitung diskutiert. Relativ eindeutig ist, dass die Veranlagung für die spezifischen Besonderheiten der Gehirnfunktionen weitgehend genetisch bedingt ist. Bekannt ist auch, dass bestimmte Gifte während der Embryonalentwicklung (Rauchen, Alkoholkonsum während der Schwangerschaft) ein ADHS fördern können.

Auffälliges Verhalten des Kindes kann bei den Bezugspersonen – oft aufgrund von Hilflosigkeit und Erschöpfung – längerfristig pädagogisch nicht sinnvolle Reaktionen (zum Beispiel häufiges Brüllen, genervt sein, Liebesentzug) auslösen. Diese Reaktionen führen wiederum bei dem Kind zu noch mehr auffälligem Verhalten. Ein Teufelskreis entsteht. So kann das Umfeld die Symptomatik des Kindes noch zusätzlich verschlechtern.

INFO

Mögliche Ursachen:
Das Kind
- kann krank werden oder krank sein (zum Beispiel Infekt),
- kann unter ernstzunehmenden organischen Erkrankungen leiden (etwa Schilddrüsenprobleme, Anfallsleiden),
- nimmt Medikamente, welche als Nebenwirkung unruhig machen,
- kann nicht richtig hören/sehen,
- hat eine zentrale Wahrnehmungsverarbeitungsstörung (zum Beispiel eine Berührungsüberempfindlichkeit, zentrale Störung der Hörverarbeitung),
- ist entwicklungsverzögert,
- hat zu wenig Schlaf (Ein- oder/und Durchschlafprobleme),
- trinkt zu wenig,
- bewegt sich zu wenig (vor allem zu wenig gezielte koordinative Bewegungen),
- konsumiert zu viele Bildschirmmedien (TV, PC, Gameboy, Playstation),
- kann über- oder unterfordert sein,
- hat eine Intelligenzminderung,
- hat emotionale Belastungen und Stress (zum Beispiel durch Traumata),
- hat ungünstige psychosoziale Rahmenbedingungen (Elternstreitigkeiten, Vernachlässigung, Überbehütung).

Wer kann Aufmerksamkeitsstörungen feststellen?

Eine gründliche Diagnostik mit modernen Intelligenz-, Aufmerksamkeits- und Merkfähigkeitstests ist bei einer gravierenden Beeinträchtigung der Aufmerksamkeitsleistung dringend zu empfehlen. Hier sind Neuropsychologen, Kinder- und Jugendpsychiater, sozialpädiatrische Zentren und Ergotherapeuten, welche sich in diesen Untersuchungsmethoden spezialisiert haben, kompetente Ansprechpartner. Im Anhang finden Sie hilfreiche Adressen, die Ihnen bei der Suche eines geeigneten Facharztes helfen können.

Hinweise für eine ADHS

Sollte das Kind neben der Aufmerksamkeitsstörung noch besonders unruhig und impulsiv oder sogar oppositionell sein und ist es dadurch schon länger als 6 Monate erheblich in der Bewältigung seines Alltags gehandicapt, kann sich der Verdacht auf das Vorliegen einer Aufmerksamkeitsdefizit-Hyperaktivitätsstörung (ADHS) erhärten.

Liegt der Verdacht auf eine ADHS vor, sollte unbedingt eine gründliche und umfassende Diagnostik durch einen darin erfahrenen Kinder- und Jugendpsychiater oder Kinderarzt stattfinden. Da viele Kinder neben der ADHS-Symptomatik noch weitere begleitend auftretende Störungen aufweisen (wie z. B. Störungen des Sozialverhaltens, depressive Störungen, Ängste) gestaltet sich der diagnostische Prozess recht umfangreich. Neben der Erfassung der individuellen ADHS-Symptomatik, der Zeit- und Setting-Kriterien, sollte unbedingt eine differenzialdiagnostische Abgrenzung gegenüber anderen Störungen stattfinden. Auch sollten die körperlichen, kognitiven, emotionalen, motorischen und sozialen Faktoren, welche zur Aufrechterhaltung der Symptomatik beitragen, genau abgeklärt werden.

Auswirkungen einer ADHS

Der Schweregrad der ADHS und die daraus resultierenden Beeinträchtigungen in den verschiedenen Lebensbereichen können sehr differieren. Einige Kinder haben ein sehr ausgeprägtes ADHS, befinden sich aber in einem stabilen förderlichen Umfeld und zeigen weniger ausgeprägte Einschränkungen im familiären und schulischen Bereich. Andere Kinder weisen ein leichteres ADHS auf, zeigen aber ausgeprägte psychosoziale Beeinträchtigungen und kommen in ihrer Umwelt sehr schlecht zurecht. Die Wechselwirkung des Schweregrades der Störung, der persönlichen Faktoren und Umweltfaktoren sollte daher in der Therapieplanung unbedingt beachtet werden.

Welche Behandlungsansätze gibt es?

Es gibt eine Reihe von bewährten und in ihrer Wirksamkeit belegten Aufmerksamkeits- und Konzentrationstrainings. Einige werden in Einzel- und andere in Gruppentherapie durchgeführt. Begleitend zu diesen Trainings findet in der Regel immer eine ausführliche Beratung der Eltern statt.

Folgende Trainings kommen in der Behandlung von Aufmerksamkeitsstörungen und ADHS im Kindes- und Jugendalter häufig zum Einsatz:

- Marburger Konzentrationstraining von Krowatschek & Krowatschek
- Training für aufmerksamkeitsgestörte Kinder von Lauth & Schlottke
- das neuropsychologische Gruppenaufmerksamkeitstraining Attentioner von Jacobs, Heubrock, Muth, Petermann
- Therapieprogramm für Kinder mit hyperkinetischem und oppositionellem Problemverhalten von Döpfner, Fröhlich, Lehmkuhl, Schürmann
- Ergotherapeutisches Trainingsprogramm bei ADHS von Winter & Arasin
- Konzentrationstrainingsprogramm für Kinder von Ettrich
- das neuropsychologische Einzeltraining Reminder von Lepach, Heubrock, Muth, Petermann

Besonders Neuropsychologen, Verhaltenstherapeuten und Ergotherapeuten, die sich in diesen Trainingsprogrammen spezialisiert haben, führen diese kompetent durch und kontrollieren (oft mit standardisierten Fragebögen oder Tests) den Behandlungsverlauf. Sie finden im Anhang hilfreiche Adressen für die Suche nach einem geeigneten Facharzt.

Darüber hinaus werden auch spezielle Elterntrainings für Eltern aufmerksamkeitsgestörter Kinder angeboten.

Ergotherapeuten unterstützen aufmerksamkeitsgestörte Kinder mittels eines sehr konkreten Alltagstrainings, verschiedenen Aufmerksamkeitstrainings, mit individuellen häuslichen Übungsprogrammen, um deren Handlungskompetenz, Selbstständigkeit und Teilhabe zu verbessern. Komplettierend werden Eltern, Erzieher und Lehrer gezielt beraten und die räumliche Umwelt des Kindes angepasst.

Sollte eine Aufmerksamkeitsdefizit-Hyperaktivitätsstörung (ADHS) vorliegen, entscheidet der Arzt zusammen mit den Eltern und dem Kind, welche Therapieoptionen sinnvoll sind. Da die Schwere der Störung sehr unterschiedlich ist, sollten individuell vorrangige Therapieziele bestimmt werden und die passenden Behandlungsmöglichkeiten im Rahmen eines multimodalen interdisziplinären Therapiekonzeptes ausgewählt werden.

Zwei wesentliche Säulen umfassen das multimodale Behandlungskonzept bei ADHS:

1. **Allgemeine symptomatische Maßnahmen:** wie:

- Psychoedukation des Kindes/ Jugendlichen, der Eltern und Lehrer;
- verhaltenstherapeutisch orientierte Maßnahmen;
- Alltagstrainings;
- Aufmerksamkeitstrainings;
- neuropsychologische/kognitive Trainingsprogramme;
- die Behandlung von umschriebenen Entwicklungsstörungen, anderen assoziierten Störungen und erheblichen intrafamiliären Problemen und die Selbsthilfegruppen.

2. **Die medikamentöse Therapie:** Eine medikamentöse Therapie ist ab dem Grundschulalter dann indiziert, wenn:

- durch die allgemeinen symptomatischen Maßnahmen nach einigen Monaten keine befriedigende Besserung erkennbar ist
- eine deutliche Beeinträchtigung im Leistungs- und psychosozialen Bereich mit Leidensdruck bei Kindern/Jugendlichen und Umfeld zu erkennen ist
- Gefahr für die weitere Entwicklung des Kindes/Jugendlichen besteht
- es zu krisenhaften Zuspitzungen kommt.

Für den Erfolg der Behandlung ist eine individuell bedarfsangepasste Therapie mit regelmäßigen Verlaufskontrollen, Absprachen aller Beteiligten und der aktiven Mitarbeit der Kinder/Jugendlichen und deren Umfeldes maßgeblich verantwortlich.

Dieser Ratgeber kann innerhalb der 1. Säule im Rahmen der psychoedukativen Maßnahmen in der Beratung von Eltern, Erziehern und Lehrern sicherlich hilfreiche Dienste in der Behandlung der ADHS leisten.

INFO

Prävention

Darüber hinaus kann dieser Ratgeber aber auch ein Baustein im Rahmen der Prävention und Gesundheitsförderung in Kindergarten und Schule dienen. Die empfohlenen Alltagshilfen können bei entsprechender Durchführung tatsächlich auch für nicht betroffene Kinder sinnvoll und hilfreich sein. Dies haben viele Kinder, Eltern, Erzieher, Lehrer und Fachleute bestätigt!

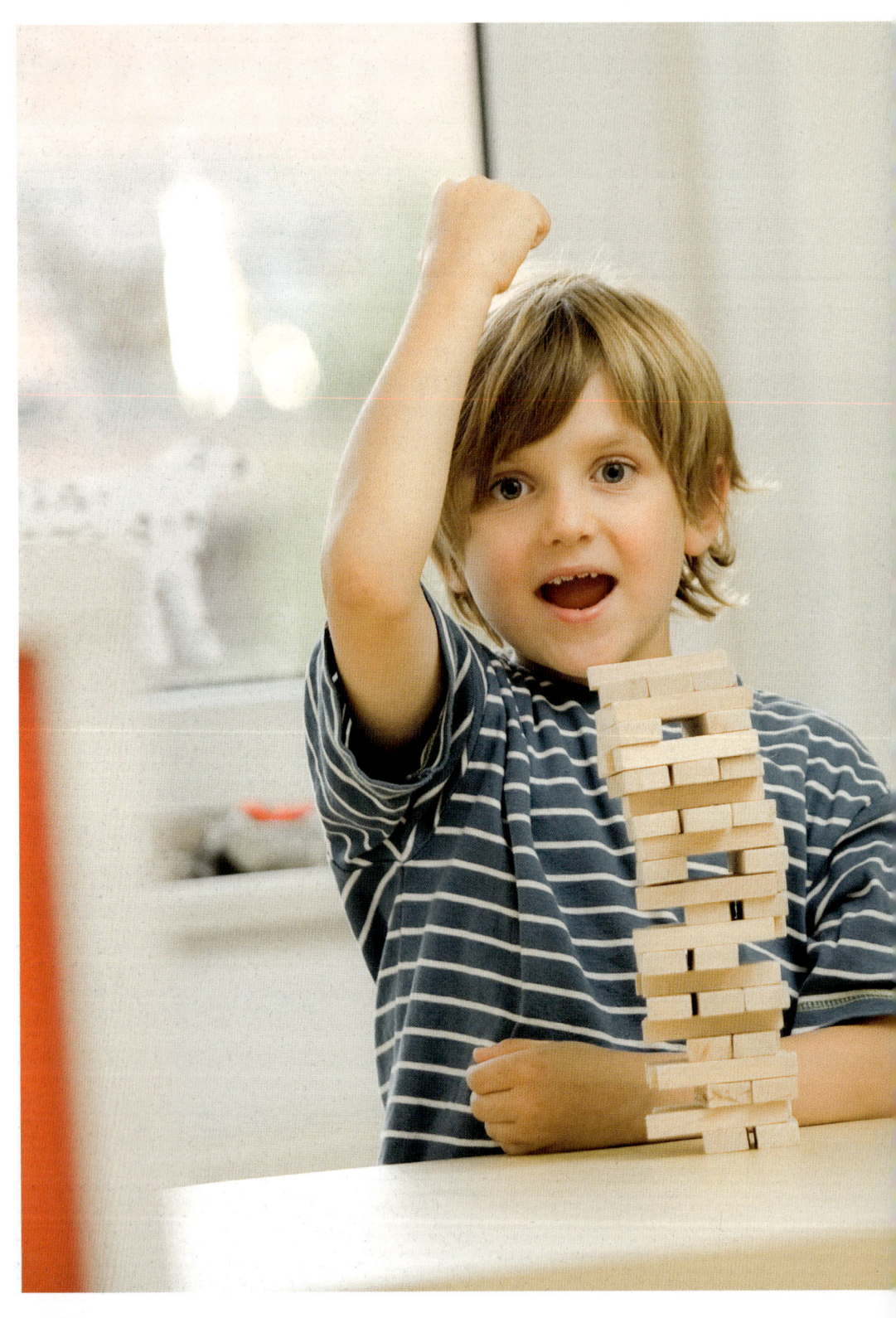

Alltagshilfen, Tipps und Tricks

1 Wenn das Kind unsicher ist und sich wenig zutraut

Erklärung

Selbstvertrauen ist ein Gefühl der Sicherheit, über ein wirksames und angemessenes Verhaltensrepertoire zu verfügen. Ein gutes Selbstvertrauen hilft dem Kind, neue Situationen zu meistern, auf Menschen zuzugehen, Freunde zu finden, Krisen zu bestehen und zufriedener zu sein. Ein stabiles Selbstvertrauen ist ein wichtiger Faktor für die seelische Gesundheit und das Wohlbefinden des Kindes sein gesamtes Leben lang.

Kinder mit Aufmerksamkeitsproblemen haben häufig, auch aufgrund der vielen negativen Kritik von außen und der vielen Misserfolgserlebnisse, ein geringes Selbstwertgefühl. Das Kind traut sich nicht viel zu. Gerade beim Erlernen neuer Fertigkeiten bricht es die Handlung schnell ab, wirkt resigniert und gibt auf. „Ich schaffe das ja doch nicht", oder/und „Ich bin zu blöd" sind dafür häufige Aussagen. Diese Kinder müssen sich meist viel mehr anstrengen und oft ist das Ergebnis dann doch nicht von dem richtigen Erfolg gekrönt. Dies führt bei dem Kind zu einer eher resignativen Grundhaltung und einer geringen Anstrengungsbereitschaft.

Wir Erwachsenen können mit unserer unbedingten Liebe, Zuneigung, Wertschätzung und einem respektvollen Umgang ganz viel dafür tun, dass das Kind ein sicheres und stabiles Selbstvertrauen entwickelt.

Verstärken Sie das Vertrauen des Kindes in sich selbst und in seine Fähigkeiten und Stärken, indem Sie es wertschätzen und immer wieder verdeutlichen, dass Sie es unbedingt lieben.

Sie möchten,
- **dass das Kind sich mehr zutraut,**
- **dass das Kind sich der eigenen Fähigkeiten und Stärken bewusst ist,**
- **dass das Kind auf andere offener zugeht.**

Ihr Ziel ist, das Selbstvertrauen des Kindes zu stärken.

Der Trick mit dem „Ich-schaffe-das" und den „Mut-mach-Tricks"

Zeigen Sie dem Kind Ihre Zuneigung und Liebe! Verdeutlichen Sie ihm, dass Sie es lieben, gern haben und wertschätzen, auch wenn es mal Fehler macht oder nicht so will, wie Sie es gerne hätten. Geliebt zu werden, so, wie man ist – das ist doch unser aller Wunsch, oder? Wenn das Kind sich angenommen, geliebt und respektiert fühlt, wird es auch sich selbst mögen, und sein Selbstvertrauen kann wachsen.

Alltagshilfen

- Zeigen Sie dem Kind Ihre Liebe und Wertschätzung durch Zuwendung, Fürsorge, Zärtlichkeit, Geborgenheit, Teilnahme, Stolz und Freude.
- Schenken Sie dem Kind Ihre Zeit und Zuwendung. Zeigen Sie ihm, dass es Ihnen sehr wichtig ist.
- Interessieren Sie sich für das Kind, womit es gerade beschäftigt ist, was es denkt und was ihm wichtig ist.
- Verdeutlichen Sie dem Kind konkret, was Sie besonders an ihm mögen und was Ihnen besondere Freude mit dem Kind macht.
- Verdeutlichen Sie dem Kind immer wieder, welche besonderen Fähigkeiten und Stärken es hat.
- Loben Sie das Kind, wann immer es sich engagiert und angestrengt hat und wenn es etwas bewältigt hat.
- Ermutigen Sie das Kind, wenn es etwas Neues ausprobieren möchte: „Du schaffst das ganz bestimmt!", „Trau dich – ich glaube an dich".

- Zeigen Sie dem Kind, dass Sie ihm etwas zutrauen: „Das kannst du!"
- Übergeben Sie dem Kind Verantwortung für Aufgaben, die es bewältigen kann.
- Fördern Sie die Begabungen und Interessen des Kindes.
- Relativieren Sie eher, wenn etwas schief gegangen ist: „Das ist doch nicht so schlimm", „Fehler gehören dazu", „Probier es noch einmal".
- Seien Sie bei Kritik konkret und lösungsorientiert. Zeigen Sie klare Handlungsalternativen.
- Vermeiden Sie herabsetzende und verletzende Bemerkungen und Kritik.
- Wenn nötig, kritisieren Sie konkret einzelne Handlungen, aber nicht die Person des Kindes als Ganzes.
- Achten Sie darauf, dass Sie in Konfliktsituationen zum Schluss eine positive Botschaft mitteilen.

INFO

So ermutigen Sie Ihr Kind

Insgesamt sollten die positiven und verstärkenden Botschaften und Interventionen deutlich überwiegen (mindestens dreimal loben vor einer kritischen Bemerkung)!!!

2 Wenn es viele Spannungen gibt

Erklärung

Das Zusammensein mit aufmerksamkeitsschwachen Kindern ist manchmal sehr anstrengend und kraftraubend. Die Kinder laufen nicht richtig „in der Spur", bekommen vieles nicht gleich mit und reagieren dann irritiert oder gereizt.

Aufgrund der Selbstregulations- und Aufmerksamkeitsproblematik fällt es den betroffenen Kindern schwer, Aufforderungen der Erwachsenen zügig umzusetzen. Typisch ist, dass die Erwachsenen die Aufforderungen mehrmals wiederholen und das Kind immer wieder erinnern müssen. Das führt bei den Eltern zusehends zur Erschöpfung und Gereiztheit und bei den Kindern zu Genervtheit und Abstumpfungserscheinungen. Es kann zu einer deutlichen Verschlechterung der Erwachsenen-Kind-Interaktion kommen.

Nutzen Sie Ihre Möglichkeiten, die Erwachsenen-Kind-Beziehung zu fördern!

Ziel

Sie möchten,
- **dass das Kind ausgeglichener und ruhiger ist,**
- **dass das Kind weniger unerwünschtes störendes Verhalten zeigt,**
- **eine positive und entspannte Beziehung zu dem Kind,**
- **viele schöne gemeinsame Aktivitäten und Begegnungen mit dem Kind,**
- **dass das Kind Vertrauen zu ihnen hat und gerne mit ihnen zusammen ist.**

Ihr Ziel ist die Entspannung und Verbesserung der Erwachsenen-Kind-Beziehung.

Der Trick mit den Interessen und Stärken

Das Kind fällt häufig dadurch auf, dass es sich in vielen Alltagssituationen nicht angemessen verhält. Seine Schwächen und Schwierigkeiten führen häufiger zu Verunsicherungen, Ermahnungen und Konflikten. Dies beeinträchtigt die Beziehung zu dem Kind und führt zu Auswirkungen auf seine emotionale Entwicklung.

Um dem entgegenzuwirken, bleiben Sie im Kontakt mit dem Kind und seien Sie bemüht, genau herauszufinden, was Ihr Kind momentan besonders interessiert, wo es motiviert und ehrgeizig ist und wo seine individuellen Stärken und Entwicklungen sind. Dieser Blick auf die starken Seiten Ihres Kindes ist darüber hinaus ein zentraler Schritt, um die Beziehung zu Ihrem Kind zu verbessern und sein Selbstwertgefühl zu festigen.

Verdeutlichen Sie sich immer wieder aufs Neue die positiven Seiten des Kindes!

Alltagshilfen
- Wofür interessiert sich das Kind zurzeit?
- Womit beschäftigt es sich momentan gerne?
- Beobachten Sie das Kind bei den Dingen, die es gerne tut. Was fällt Ihnen auf?
- Wo zeigt das Kind gerade besonders viel Einsatz und Ehrgeiz?
- Seien Sie wie ein Detektiv auf der Suche nach Positivem bei dem/über das Kind!
- Was kann das Kind besonders gut?

- Was gelingt dem Kind immer besser? Wo macht es Fortschritte?
- Womit bereichert es die Gemeinschaft?
- Was mögen andere an dem Kind?
- Was berichten andere Positives über das Kind?
- Fertigen Sie doch zusammen mit dem Kind ein Plakat über diese vielen positiven Aspekte des Kindes an.
- Benennen und betonen Sie Positives über das Kind im Alltag immer wieder ganz konkret.
- Überreichen Sie dem Kind doch einmal „Edelsteine" oder „Applauskarten" (ein Beispiel dafür finden Sie bei den Abreißkarten im Anhang). Mit jedem Edelstein oder jeder Applauskarte beschreiben Sie eine positive Eigenschaft des Kindes. So wird das Kind immer wieder, wenn es diese Steine/Karten sieht, an die positiven Eigenschaften, die damit symbolisiert sind, erinnert.

Alltagshilfen für Kiga/Schule
- Besprechen Sie doch einmal mit allen Kindern gemeinsam, wer sich wofür interessiert, wer was gut kann, wer welche Fortschritte macht und was Sie an den anderen gerne mögen. Sie können daraus Themenplakate mit den Kindern fertigen und so deren Selbstwertgefühl stärken.

33

Der Trick mit den Ritualen

Sicherheit und Orientierung verbessern deutlich die Lernvoraussetzungen des Kindes. Geben Sie dem Kind daher verlässliche, wiederkehrende Strukturen im Tagesablauf, an denen es sich orientieren kann und die ihm Sicherheit und Halt bieten. Dies ist das Gerüst, auf dem sich der Tag des Kindes aufbaut und das ihm hilft, zeitliche Abfolgen zu erfassen.

Eine klare Tagesstruktur ermöglicht dem Kind, sich zu strukturieren und damit auch zur Ruhe zu kommen. Von der Basis des Bekannten aus hat es mehr Kapazitäten frei, Neues auszuprobieren und zu lernen. Darüber hinaus fördern und stabilisieren gemeinsame verlässliche Rituale (wie zum Beispiel gemeinsame Mahlzeiten, vorlesen) die familiären Beziehungen. Es empfiehlt sich, diese Tagesstruktur mit dem Kind immer wieder durchzugehen, auch aufzuschreiben und gut sichtbar für alle aufzuhängen. Beispiele für einen Tages- und Wochenplan finden Sie auf S. 35 und S. 36 sowie bei den Abreißkarten im Anhang.

Als Erwachsene können Sie durch eine sinnvolle Tagestrukturierung viele stressige Situationen mit dem Kind vermeiden!

Alltagshilfen
- Überlegen Sie sich einen überschaubaren Tages- und Wochenplan.
- Besprechen Sie diese Pläne gemeinsam.
- Planen Sie genügend Zeit für gemeinsame Aktivitäten ein.

- Besprechen Sie feste Regeln für gemeinsame Mahlzeiten (vorher auf Toilette gehen, gemeinsamer Beginn, zum Beispiel mit Tischspruch).
- Vereinbaren Sie feste Zeiten und Plätze für das Erledigen der Hausaufgaben und Pflichten.
- Denken Sie an Ruhephasen im Alltag (vorlesen, Teestunden).
- Führen Sie ein abendliches Einschlafritual (Geschichte vorlesen, das Schönste vom Tag gemeinsam besprechen und vielleicht aufschreiben, kuscheln).
- Schreiben Sie die Pläne auf und hängen diese an einem gut sichtbaren Ort auf.
- Üben Sie mit dem Kind Zeitmanagement (genaue Zeitvereinbarungen treffen, Uhr tragen, Stoppuhr einsetzen, Zeitpuffer einbauen).

Alltagshilfen für Kiga/Schule
- Ritualisieren Sie den Ablauf des Tages sehr eindeutig.
- Besprechen Sie den Tagesablauf mit den Kindern, bis diese ihn verinnerlicht haben.
- Schreiben/Zeichnen Sie den Ablauf zur besseren Einprägung auf und hängen Sie diesen Tages-/Wochenplan gut sichtbar auf.
- Achten Sie auf ein gemeinsames Begrüßungsritual, um den Beginn für die Kinder deutlich hervorzuheben.
- Bauen Sie eindeutige Rituale zur Verdeutlichung wichtiger Lernphasen (zum Beispiel „Achtung, aufgepasst!") ein und nutzen Sie diese konsequent.

MEIN TAGESPLAN

Uhrzeit	Aktivität	🙂

MEIN WOCHENPLAN

Uhrzeit	Mo	Di	Mi	Do	Fr	Sa	So

Der Trick mit der „Zeit für uns"

Sie möchten, dass sich die Beziehung zu dem Kind verbessert und entspannt. Wir leben in einer Zeit, in der von außen viele Anforderungen und Unruhe in die Familien getragen werden. Sie müssen sich, auch in der freien Zeit, ständig für das Wichtigste entscheiden. Das Wichtigste für Sie und das Kind ist eine friedliche, aufbauende und stärkende Beziehung. Um diese positive Bindung zu festigen, benötigen Sie Raum und Zeit. Das Einrichten einer gemeinsamen wertvollen Zeit hat sich dafür sehr bewährt. Heute weiß man zudem, dass ein guter familiärer Zusammenhalt und ein positives Familienklima durch häufige gemeinsame Unternehmungen begünstigt werden.

Dabei sind die Rahmenbedingungen für dieses Zusammensein zunächst für beide durch Regeln festgelegt. Diese Regeln sollen deutlich machen, worum es geht, und dass beide in gleicher Weise diese Verabredung verbindlich einhalten.

Alltagshilfen

- Achten Sie darauf, dass Sie im Alltag regelmäßig und verlässlich Zeit und gemeinsame positive Aktivitäten mit dem Kind verbringen.
- Seien Sie in dieser Zeit richtig für das Kind da, schenken Sie ihm die volle Aufmerksamkeit.
- Spielen Sie mit dem Kind, ohne es zu kritisieren und verändern zu wollen.
- Greifen Sie die Ideen des Kindes auf und freuen Sie sich mit ihm.
- Bleiben Sie in dem Augenblick, atmen Sie aus und genießen Sie diese Zeit als Entspannung.
- Auf der Suche nach Zeit überprüfen Sie Ihre Fernseh- und Computerzeiten! Wie wär's mit einem oder mehreren fernsehfreien Tagen in der Woche?

37

Der Trick mit dem Humor und der Fantasie

Manchmal findet man als Erwachsener den Ausweg aus Konfliktsituationen nur schwer. Wir wollen, dass das Kind etwas tut oder lässt – aber es reagiert weder auf erste Aufforderungen noch auf vehemente Ermahnungen, genervtes Schimpfen oder hilflose Aggression. Häufig werden so Konfliktdrehbücher entwickelt und es entstehen Eskalationsspiralen. Die Erwachsenen-Kind-Beziehung leidet darunter. Nein, so haben wir uns das Zusammenleben mit dem Kind nicht vorgestellt! Eigentlich träumten wir von einem liebevollen und fürsorglichen Miteinander und von gemeinsamer Freude und Spaß, oder?

Also los: Versuchen Sie, in eingefahrene negative Rituale mit dem Kind doch einmal mit Fantasie und Humor aus dem stressbesetztem Drama-Drehbuch eine Komödie, einen Krimi, ein Rätsel oder einen Slapstick zu entwickeln.

Alltagshilfen

Bei morgendlichem Aufsteh- und Anziehstress: Zu einer verabredeten Zeit wartet pünktlich der Frühstücksexpress im Flur. Als Frühstücksexpress kann ein alter Teppich dienen, auf den das Kind sich draufsetzen und imaginär anschnallen muss und: Achtung – los geht die Fahrt in die Küche. Natürlich kann als Frühstücksexpress auch Papas starker Rücken dienen. Da der Frühstücksexpress sehr pünktlich abfährt, muss man spätestens nach dem dritten Läuten eingestiegen sein, sonst kann man bei dem Spaß leider nicht mitfahren.

Bei abendlichem Zubettgehstress: Probieren Sie doch mal den Nachtexpress (Teppich, Decke, Papa, Mama) aus! Klar ist, nach dem dritten Tuten oder Läuten fährt der Express natürlich ab und wer bei dem Spaß mitmachen möchte, muss dann startklar sein.

Beim Morgenputzstress: Ach Du meine Güte: Die Hose und die Socken streiten sich, wer als Erster angezogen wird – und die Zahnbürste ruft auch schon, dass sie nun endlich in den Mund will …

Wussten Sie eigentlich, dass jedes Kind mehrere, leider oft aber gut versteckte Knöpfe hat, an denen man drehen kann, damit es sich schneller oder auch langsamer bewegt?! Und wo ist eigentlich der Standby-Knopf (etwa wenn Mama telefoniert) versteckt? Suchen Sie doch mal! Ach ja, und auch der Mundschlüssel kann bei chronischen Quasselstrippen hilfreich sein.

Vielleicht benötigen Sie ja auch eine Böse-Worte-Dose oder sogar einen Böse-Worte-Tresor. Daraus darf man sich aber nur in Ausnahmefällen bedienen. Oder Sie verwandeln die Toilette in einen Böse-Worte-Schlucker.

Kinder lieben Witze. Probieren Sie doch in einer völlig verfahrenen Situation, also wenn Ihnen und dem Kind so gar nicht zum Lachen zumute ist, einen Witz vorzulesen; sozusagen ein Notnagel-Witz …

Der Trick mit dem Lob

Lernen Sie aufmerksam zu reagieren, wenn etwas richtig und gut läuft. Durch Zuwendung und Loben zeigen Sie Ihrem Kind, dass es auf dem richtigen Weg ist. Wenn das Kind erste Schritte von erwünschtem Verhalten zeigt, leiten Sie es auf dem richtigen Weg weiter durch Ihre zugewandte Körpersprache (Blickkontakt, Lächeln) und durch Ihre freundliche, warme Stimme. Sie ermutigen so Ihr Kind, das Verhalten zu wiederholen. Durch diese wiederholte Erfahrung, etwas richtig gemacht zu haben, lernt das Kind, das erwünschte Verhalten immer öfter zu zeigen.

Beachtung, Zuwendung, Wertschätzung, Lob und Anerkennung sind der Nährboden, auf dem sich das Selbstwertgefühl des Kindes aufbaut. Also düngen Sie!

Alltagshilfen

- Besprechen Sie das erwünschte Verhalten mit dem Kind ganz genau.
- Belohnen Sie das erwünschte Verhalten sofort durch Beachtung und Zuwendung.
- Erkennen Sie positive Verhaltensansätze und kleine Schritte sofort an in Form von Zuwendung und Lob.
- Loben Sie im Sekundenfenster, also unbedingt schon bei ersten kleinen positiven Ansätzen.
- Sagen Sie beim Loben genau, was gut war.
- Trennen Sie Kritik und Lob.
- Um dem Kind vermehrt positive Rückmeldung zu geben, können Sie fünf Glassteine in die rechte Tasche nehmen. Immer wenn Sie das Kind loben, wechseln Sie einen Stein auf die linke Seite. Haben Sie alle Steine auf der linken Seite, können Sie sicher sein, dass Sie das Kind gelobt haben.

Machen Sie doch mal alle zusammen ein Lobwort-Plakat (ein Beispiel dafür finden Sie bei den Abreißkarten im Anhang). Nehmen Sie einen Würfel und ein großes Blatt Papier. Im Uhrzeigersinn wird gewürfelt. Man muss so viele Lobworte finden wie die Augen, die man gewürfelt hat. Für jedes richtige und neue Lobwort bekommt man einen Punkt. Die Lobworte werden dabei auf das Plakat geschrieben. Hier eine kleine Auswahl von Lobworten:

- Absolut fehlerfrei!
- Affenstark!
- Alles geschafft, super!
- Ausgezeichnet!
- Beeindruckend!
- Bemerkenswert!
- Clever gemacht!
- Cool!
- Das freut mich total!
- Du kannst sehr stolz auf dich sein!
- Du kannst zaubern!
- Echt fachmännisch!
- Erstaunlich!
- Erste Sahne!
- Fantastisch!
- Fein gemacht!
- Genau so!
- Großartig!
- Hervorragend!
- Ich bin begeistert!
- Ich bin stolz auf dich!
- Ja, genau so!
- Klasse!
- Prima!
- Richtig!
- Schön!
- Sehr gut!
- Spitze!
- Super gelungen!
- Traumhaft!
- Toll!
- Weiter so!
- Wunderbar!

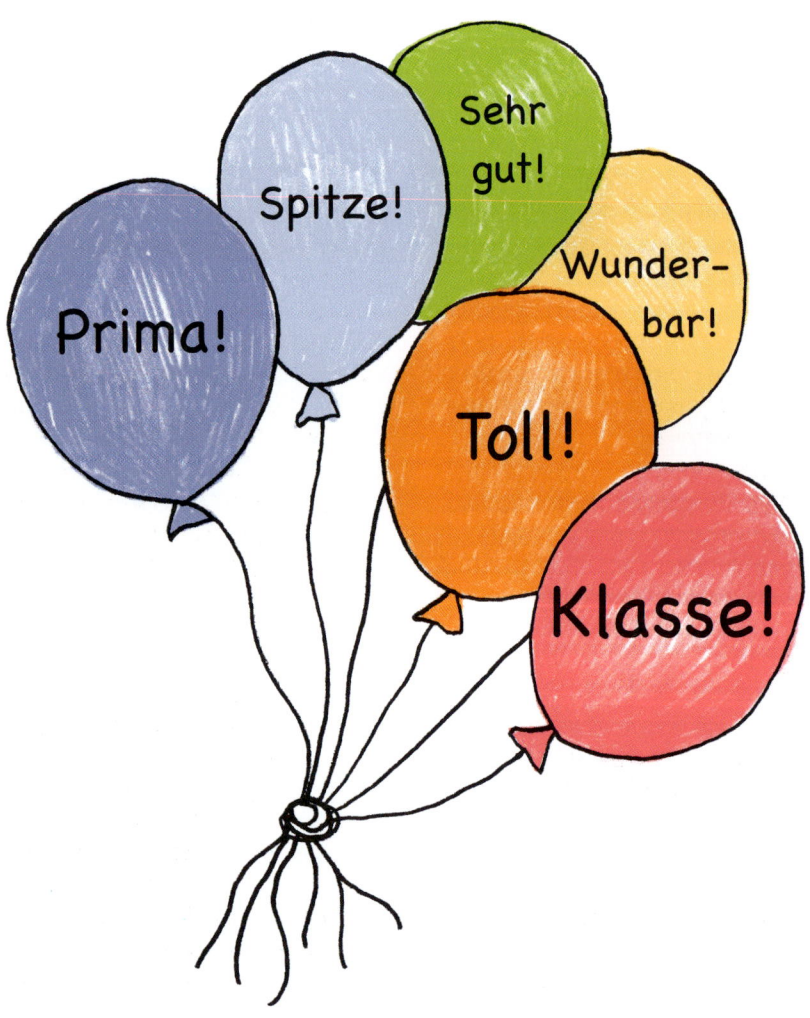

▲ Lobworte machen Mut!

3 Wenn das Kind sehr zappelig oder sehr verträumt ist

Erklärung

Kinder mit Aufmerksamkeitsproblemen haben häufig Schwierigkeiten mit der Selbststeuerung und der Regulation ihres zentralnervösen Erregungsniveaus. Dem Gehirn gelingt es nur unzureichend, den für die jeweilige Aufgabe/Handlung benötigten optimalen Erregungszustand herzustellen. Diese Kinder fallen daher in vielen Lebensbereichen durch eine zentralnervöse Untererregung, eine zentralnervöse Übererregung oder durch ein sehr stark schwankendes Erregungsniveau auf.

Die verträumt, verlangsamt wirkenden Kinder weisen eher eine zu geringe zentralnervöse Aktivierungsbereitschaft auf. Sie reagieren daher verzögert und benötigen viel Zeit, um Handlungen zu beginnen und zu beenden. Ihr Arbeitstempo ist oft zu langsam und die Kinder schaffen die Aufgaben in der zur Verfügung stehenden Zeit nicht. Oftmals versuchen diese Kinder, über eine vermehrte motorische Unruhe, zum Beispiel zappeln mit Händen und Füßen, wiederholtes und eher sinnloses Bewegen von Gegenständen (Radiergummi etc.), diese geringe Aktivierungsbereitschaft zu kompensieren. Sie versuchen so (eher wenig erfolgreich), ihre zentralnervöse Wachheit zu regulieren.

Die sehr unruhigen, impulsiven und eher lauten Kinder sind durch eine zentralnervöse Übererregung geprägt. Ihnen fällt es sehr schwer, sich zu steuern und ihr Erregungsniveau der jeweiligen Situation anzupassen. Es hat sich sehr bewährt, dass die Kinder lernen, ihren eigenen Erregungszustand benennen zu können und Strategien vermittelt bekommen, wie sie ihr Erregungsniveau der jeweiligen Situation und Aufgabe anpassen können.

Sie möchten,
- **dass das Kind insgesamt ruhiger wird und nicht mehr so viel zappelt,**
- **dass das Kind sein eigenes Erregungsniveau der entsprechenden Situation leichter anpassen kann,**
- **unkomplizierte Tricks lernen, mit denen sich das Kind ruhiger oder wacher machen kann,**
- **einfache Übungen kennen lernen, die das Kind sofort wieder wacher und aufmerksamer werden lassen.**

Ihr Ziel ist, dass das Kind sich besser reguliert, ruhiger oder wacher wird.

Der Trick mit dem Motorenvokabular

Damit das Kind lernt, ein besseres Gefühl für den eigenen Erregungszustand zu bekommen, hat sich die Einführung des Motorenvokabulars bewährt. Dabei lernt das Kind, dass der Motor (= Erregungszustand) bei manchen Menschen häufig zu hoch läuft und bei anderen Menschen eher zu niedrig getaktet ist.

Mithilfe des Drehzahlmessers können Sie mit dem Kind erarbeiten, dass unser „innerer Motor" mit sehr geringer Drehzahl (sehr niedrig = 1), mit mittlerer Drehzahl (mittel = 5) und mit sehr hoher Drehzahl (hoch = 10) laufen kann (siehe Grafik).

Erklären Sie dem Kind dann, dass wir für unterschiedliche Aufgaben oder Aktivitäten unterschiedliche Drehzahlen benötigen. So läuft der Motor beim Einschlafen auf 1 genau richtig. Bei der Erledigung der Hausaufgaben würde der Motor aber mit 1 viel zu niedrig laufen. Das Kind soll verstehen, dass wir für jede Aufgabe die genau richtige Drehzahl benötigen.

Alltagshilfen

- Bauen Sie zusammen mit dem Kind den Drehzahlmesser (eine Vorlage dafür finden Sie als Abreißkarte im Anhang).
- Überlegen Sie gemeinsam, welche Drehzahlen der Motor bei bestimmten Aktivitäten aufweist (zum Beispiel beim Aufstehen, Frühstück, Spielen mit anderen Kindern, in der Pause, im Unterricht, beim Sport, bei den Hausaufgaben, beim Spielen, am PC, beim Essen, beim Zubettgehen).
- Übernehmen Sie das Motorenvokabular im Alltag.
- Benennen Sie Ihre eigene Drehzahl bei verschiedenen Tätigkeiten und Tageszeiten.
- Raten Sie zusammen mit dem Kind, wie der Motor bei verschieden Personen, die sie beobachten, gerade läuft (zum Beispiel auf der Straße, Bekannte, im Fernsehen).

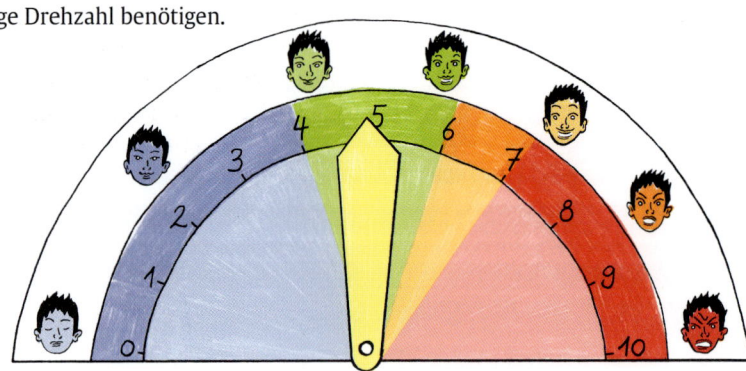

▲ Drehzahlmesser.

Ruhig-mach-Tricks/Wach-mach-Tricks

Wir alle versuchen ständig, unser eigenes Erregungsniveau zu optimieren. Viele Menschen kauen zum Beispiel Kaugummi, rauchen, essen, trinken Kaffee, treiben Sport, um ruhiger, konzentrierter, wacher oder leistungsfähiger zu sein. Manchmal sind diese (oft unbewussten) Strategien sehr erfolgreich – manchmal aber eben auch nicht. Wenn das Kind ständig im Unterricht auf dem Stuhl herumzappelt, wird es nicht unbedingt aufmerksamer und leistungsfähiger. Es stört vielmehr das Geschehen und bekommt Ärger mit dem Lehrer und eventuell sogar mit den Mitschülern.

Nachdem das Kind den Trick mit dem Motorenvokabular gut verstanden und ein recht sicheres Gefühl für das eigene Erregungsniveau entwickelt hat, können Sie nun gemeinsam mit ihm überlegen, welche Ruhig-mach-Tricks bzw. Wach-mach-Tricks ihm helfen können, den passenden zentralnervösen Erregungszustand für die jeweilige Aufgabe zu erreichen.

Ruhig-mach-Tricks

Wenn das Kind sehr übererregt, unruhig, zappelig oder aufgedreht ist (der Motor also auf hoher Drehzahl läuft), können Ruhig-mach-Tricks dem Kind bei der Selbstregulation helfen.

Probieren Sie gemeinsam mit dem Kind aus, welche Tricks bei ihm gut wirken. Benutzen Sie dabei immer wieder das Drehzahlvokabular und den Drehzahlmesser und die Vorlagen bei den Abreißkarten.

Wach-mach-Tricks

Wenn der Motor des Kindes mit niedriger Drehzahl läuft und es müde, schlaff, langsam und lustlos wirkt, können Wach-mach-Tricks dem Kind bei der Selbstregulation helfen.

Probieren Sie gemeinsam mit dem Kind aus, welche Tricks bei ihm gut wirken. Benutzen Sie dabei immer wieder das Drehzahlvokabular und den Drehzahlmesser und die Vorlagen bei den Abreißkarten.

43

Ruhig-mach-Tricks

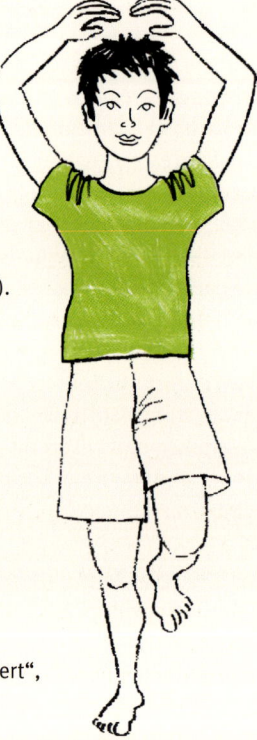

- Licht dimmen.
- Leise entspannende Musik.
- Den Raum begrenzen.
- Stimme der Erwachsenen fest, ruhig und wenig emotional.
- Schwere Muskelarbeit (schwere Gegenstände ziehen und schieben).
- Fester Druck auf dem Körper (Druckmassagen).
- Festes Abklopfen des Körpers.
- Tempo verlangsamen.
- Langsames Schaukeln.
- Aufpassübungen (siehe Seite 52).
- Zentrierungsübungen (siehe Seite 54).
- Entspannungstechniken, Traumreisen.
- Tief in den Bauch atmen.
- Rückwärts von 10 zählen und tief in den Bauch atmen.
- Eine Pause machen.
- Merkspruch, zum Beispiel: „In der Ruhe liegt die Kraft", „Nur ruhig Blut, dann geht's gut", „Konzentriert geht's wie geschmiert", „Wenn ich will, wird alles still" (siehe S. 53 und Abreißkarte).
- Kaltes Wasser trinken.
- Warmen Tee trinken.
- Eiswürfel lutschen.
- Kaugummi kauen.

▲ Stehen wie ein Baum macht ruhig.

- Kim-Spiele: nur einen Sinneskanal ansprechen, sich ganz auf das Hören, Sehen, Schmecken oder Tasten konzentrieren. Mögliches Kim-Spiel mit dem Mund: ein Gummibärchen ganz bewusst im Mund lutschen und sich nur darauf konzentrieren.
- Nutzen Sie auch die Vorlagen bei den Abreißkarten.

Alltagshilfen für Kiga/Schule
- Probieren Sie mit den Kindern verschiedene Ruhig-mach-Tricks aus. Lassen Sie die Kinder erarbeiten, welche Ruhig-mach-Tricks besonders wirken.
- Lassen Sie die Kinder Karten malen, auf denen die „besten" Ruhig-mach-Tricks abgebildet sind.
- Regen Sie die Kinder an, diese Tricks bei besonderer Unruhe zu nutzen.

Wach-mach-Tricks

- Helles Licht.
- Eher laute rhythmische Musik.
- Krach selber machen (Trillerpfeife, singen, klatschen ...).
- Raum für Bewegung schaffen.
- Stimme der Erwachsenen heben, lauter und viel Modulation.
- Starke eindeutige Reize.
- Tempo erhöhen (Wettkämpfe, Stoppuhr).
- Häufige schnelle Positionswechsel (liegen, sitzen, stehen, rennen, Stopps).
- Schwere Muskelarbeit (schwere Gegenstände ziehen und schieben).
- Heftiges Schaukeln, Drehen (Vorsicht bei Überempfindlichkeit!).
- Aufpassübungen, zügig mit Tempo (siehe Seite 52).
- Merkspruch, zum Beispiel: „Frisch und wach – wie der Fisch im Bach" (siehe Seite 53)
- Kaltes Wasser trinken.
- Eiswürfel lutschen.
- Saures lutschen.

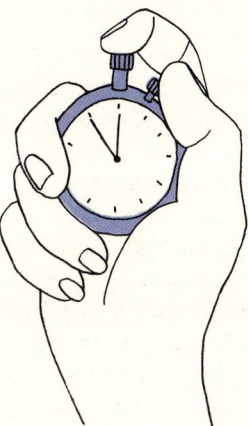

▲ Zeitdruck macht wach.

Alltagshilfen für Kiga/Schule

- Probieren Sie mit den Kindern verschiedene Wach-mach-Tricks aus.
- Lassen Sie die Kinder erarbeiten, welche Wach-mach-Tricks besonders gut wirken.
- Lassen Sie die Kinder Karten malen, auf denen die „besten" Wach-mach-Tricks abgebildet sind.
- Regen Sie die Kinder an, diese Tricks bei besonderer Antriebsarmut oder Verlangsamung zu nutzen.
- Nutzen Sie auch die Vorlagen in den Abreißkarten.

Der Trick mit der Muskelspannung und dem bewegten Alltag

Ist Ihnen schon mal aufgefallen, dass das Kind beim Sitzen oft unruhig ist und viel zappelt? Es wirkt dadurch abgelenkt und ist auch schnell ermüdet, stützt sich viel auf und wirkt insgesamt schlaff.

Die Körperspannung (Muskeltonus) wird durch die Rückmeldung des Gleichgewichtssinnes (vestibuläres Sinnessystem im Innenohr) und die Bewegungsempfindung der Muskeln und Gelenke (propriozeptives Sinnessystem) gesteuert. Eine gute Muskelspannung führt zu einer aufrechten (Kopf und Gehirn sichernden) Haltung und dient als Voraussetzung für gut dosierte und gezielte Bewegungsabläufe. Die Muskelspannung wird in der gleichen Gehirnregion verarbeitet, in der auch die Wachheit reguliert wird.

Werden von den beiden Sinnessystemen Meldungen unzureichend an das Gehirn übermittelt, so kann das Kind seine Körperspannung und somit auch seinen Wachsamkeitszustand ungenügend regulieren. Durch sein Zappeln versucht es, die Informationsverarbeitung der Sinnessysteme über deren vermehrte Stimulation zu verbessern und damit auch seine Wachheit zu steigern. Dies gelingt aber nur unzureichend. Hört die Bewegung auf, wird das Kind langsam wieder schlaff und müde. Die Aufmerksamkeit des Kindes richtet sich zu einem großen Teil darauf, sich wach zu halten und stellt somit eine Ablenkung von der Aufgabe dar. Gerade in der kalten Jahreszeit, wenn das Kind weniger Zeit im Garten, auf dem Sport- oder Spielplatz verbringt, wird es vermehrt zappelig, unausgeglichen und unkonzentriert. Also regelmäßig: raus und los geht's!

Um die Muskelspannung und damit die zentralnervöse Wachheit des Kindes den Tag über möglichst stabil zu halten, können Sie ihm eine Vielfalt an Angeboten machen, indem Sie es in alltägliche Aufgaben einbeziehen.

INFO

So bedingen sich die Muskelspannung und die zentralnervöse Wachheit gegenseitig:
- schlaffe Muskeln, schlappe Haltung = zentralnervös müde,
- angespannte Muskeln, aufrechte Haltung = zentralnervös wach.

INFO

Folgende Prinzipien bewirken vor allem eine gute Muskelspannung:
- Schwere Muskelarbeit.
- Druck und Zug auf die Gelenke.
- Eine geringe Auflagefläche und damit eine große Aufrichtung.
- Gezielte koordinierte Bewegungen.

Alltagshilfen

- Lassen Sie das Kind häufig im Stehen arbeiten.
- Achten Sie auf die richtige aufrechte Sitzposition (Stuhlkantensitz, siehe Seite 49 und Abreißkarte).
- Unterstützen Sie das Kind, regelmäßig an sportlichen Aktivitäten (zum Beispiel im Sportverein) teilzunehmen.
- Geben Sie dem Kind Aufgaben, die schwere Muskelarbeit beinhalten: lassen Sie Ihr Kind schieben und ziehen, zum Beispiel Einkaufswagen. Kisten mit Rollen, Schubkarre. Schütteln Sie gemeinsam mit Ihrem Kind die Betten auf, lassen Sie das Kind staubsaugen und dabei die Möbel verrücken. Spannen Sie es bei Gartenarbeiten mit ein.
- Sorgen Sie für vielfältige Bewegungsangebote: Trampolin, Gummitwist, Seilspringen, Hampelmann, Stoppspiele, Tauziehen.
- Ausdauerleistungen wie Joggen, Fahrrad fahren, Schwimmen, Inline-Skaten, Wandern fördern die Konzentrationsfähigkeit.

- Nutzen Sie Wege für Spiele, bei denen es sich zielgenau und präzise bewegen muss, zum Beispiel Wetthüpfen auf einem Bein bis zur Laterne oder „nicht die Linien der Pflastersteine betreten".
- Wege im Haus können ebenfalls spielerisch zurückgelegt werden, beispielsweise mit „Schubkarre laufen".
- Schränken Sie den Medienkonsum ein.

Alltagshilfen für Kiga/Schule

- Bauen Sie immer wieder, besonders vor geistig anstrengender Tätigkeit oder längerem Sitzen, Bewegung ein.
- Besonders die Aufpassübungen (siehe Seite 52) sind dafür gut geeignet.
- Lassen Sie die Kinder immer wieder mal im Stehen arbeiten.
- Nutzen Sie auch die passenden Abreißkarten.

Der Trick mit der Aufrichtung, dem Stand und dem Stuhlkantensitz

Sie wissen nun, dass eine gute Muskelspannung die zentralnervöse Wachheit fördert und dadurch die Konzentrationsleistungen verbessert. Besonders unsere großen Muskelgruppen und die Stützmuskulatur (die Rücken-, Bauch- und Beinmuskulatur) müssen eine gute Spannung haben, um uns gegen die Schwerkraft aufzurichten. Je besser diese Stützmuskulatur entwickelt ist, desto müheloser können wir uns aufrecht halten und damit die Arme und Hände frei als „Werkzeuge" nutzen.

Durch eine geringe Auflagefläche des Körpers vergrößert sich automatisch die Aufrichtung. Der Körper muss sich nun ohne Hilfe und Abstützmöglichkeit alleine aufrecht halten. Dadurch werden die großen Muskelgruppen aktiviert und damit auch die zentralnervöse Wachheit.

Der Stand ist daher mit seiner geringen Auflagefläche (nur die Füße berühren den Boden) eine sehr gute Ausgangsposition, um sich aktiv aufzurichten und die Stützmuskulatur zu aktivieren.

Da das Kind geistig anstrengende Arbeiten vorwiegend im Sitzen leisten muss (zum Beispiel in der Schule und bei den Hausaufgaben), ist eine aufrechte Sitzposition besonders wichtig.

Alltagshilfen

- Lassen Sie das Kind möglichst viel im Stehen spielen und arbeiten.

- Bieten Sie dem Kind im Kinderzimmer einen Spieltisch an, an dem es im Stehen spielen kann (Tischkante ungefähr auf Bauchnabelhöhe).

Der Stuhlkantensitz:
- möglichst auf einem Keilkissen in Vorlage sitzen,
- vorne auf der Stuhlkante sitzen (= schmale Basis),
- Oberschenkellinie ist leicht abfallend,
- Bauch ist an der Tischkante,
- Füße sind belastet (übernehmen Gewicht), stehen so fest auf dem Boden,
- Unterarme liegen zu $2/3$ auf dem Tisch,
- Rücken ist gerade.

- Achten Sie unbedingt auf die richtige Stuhl- und Tischhöhe. Der Stuhl sollte so hoch sein, dass das Kind, wenn es vorne auf der Stuhlkante sitzt, mit den Füßen den Boden erreicht. Die Oberschenkellinie sollte dabei leicht abfallend sein.
- Wenn das Kind so auf dem Stuhl sitzt, sollten die Unterarme leicht über den Tisch gleiten und die Schultern des Kindes sollten dabei locker herunterhängen.

Alltagshilfen für Kiga/Schule
- Achten Sie unbedingt auf die richtige Stuhl- und Tischhöhe. Der Stuhl sollte so hoch sein, dass das Kind, wenn es vorne auf der Stuhlkante sitzt, mit den Füßen den Boden erreicht. Die Oberschenkellinie sollte dabei leicht abfallend sein.

- Wenn das Kind so auf dem Stuhl sitzt, sollten die Unterarme leicht über den Tisch gleiten – und die Schultern des Kindes sollten dabei locker herunterhängen.
- Achten Sie auf dynamisches Sitzen. Also immer wieder mal ganz bewusst die Sitzposition ändern. Bei wichtigen Aufgaben den Stuhlkantensitz, beim Vorlesen mal stehen oder entspannt an die Rückenlehne angelehnt sitzen. Mal verkehrt herum auf dem Stuhl sitzen. Mal auf dem Boden.
- Organisieren Sie (mit den Eltern und durch Sponsoren) verschiedene Sitzkissen, dynamische Stühle, Stehpulte …
- Erinnern Sie die Kinder mithilfe der Abreißkarte an den korrekten Stuhlkantensitz.

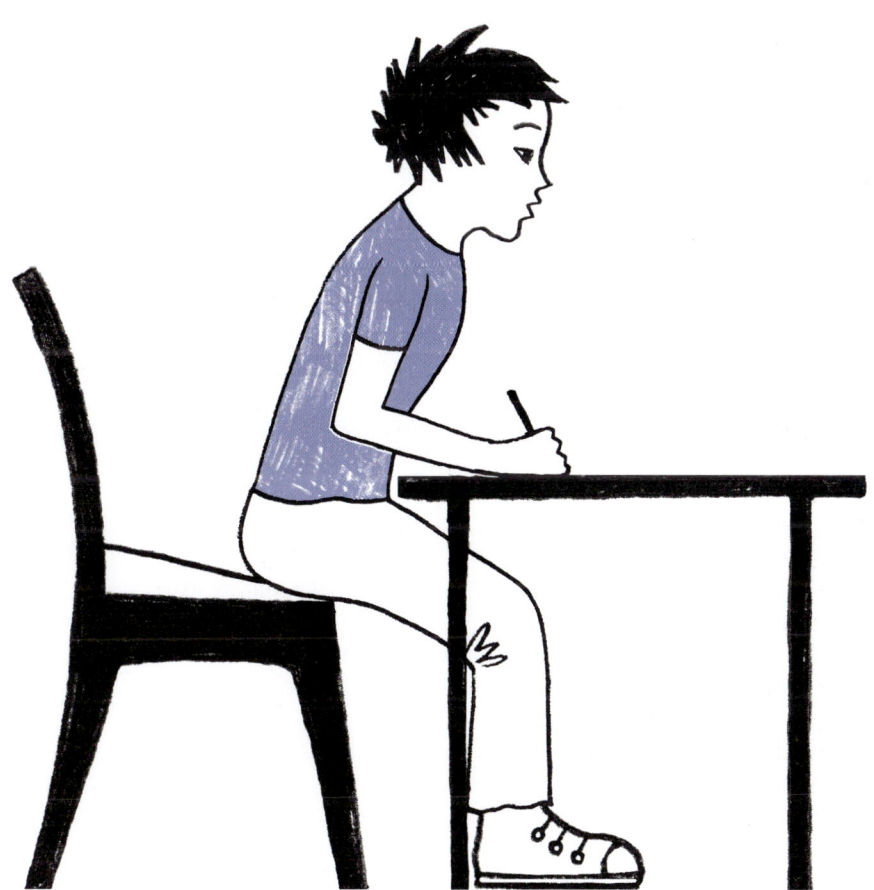

▲ Der aufmerksamkeitsfördernde Stuhlkantensitz.

Der Trick mit dem AZAZ

Um die zentralnervöse Wachheit und die Selbstregulationsmechanismen und damit auch ganz entscheidend die Lernvoraussetzungen des Kindes zu verbessern, haben sich folgende sensomotorische Grundprinzipien (AZAZ) sehr bewährt.

Achten Sie möglichst oft im Alltag darauf, dass das Kind Handlungen, Bewegungen, Spiele und Aufgaben ausführt, in denen diese AZAZ-Prinzipien enthalten sind!

INFO

Die AZAZ
- Aufrichtung
- Zentrierung
- angemessenes Tempo
- Zielgenauigkeit

Alltagshilfen
- Achten Sie darauf, dass das Kind möglichst viele Aufgaben und Handlungen in aufrechter Position durchführt.

- Wenn sich das Kind nur auf eine Aufgabe konzentrieren muss, werden besonders die fokussierten Aufmerksamkeitsleistungen trainiert. Aufgaben, welche nur eine Sinnesmodalität fordern (zum Beispiel Kim-Spiele, in denen entweder nur Hören, Sehen, Tasten, Schmecken oder Riechen abverlangt wird), sind dafür eine gute Übungsmöglichkeit.
- Achten Sie darauf, dass sich das Kind in angemessenem Tempo bewegt. Generell: Bei Übererregung eher langsame, bei Untererregung eher schnelle Bewegungen.
- Bieten Sie dem Kind Aufgaben und Spiele an, die ein dementsprechend angemessenes Tempo abverlangen.
- Bieten Sie Ihrem Kind Aufgaben und Spiele an, in denen es sich sehr zielgenau und präzise bewegen muss.

Alltagshilfen für Kiga/Schule
- Bauen Sie immer wieder, besonders vor geistig anstrengender Tätigkeit oder längerem Sitzen, Aufgaben ein, die die AZAZ-Prinzipien beinhalten.
- Besonders die Aufpassübungen sind dafür gut geeignet.

Der Trick mit den Aufpassübungen

Durch einfache und fast überall durchführbare Aufpassübungen wird die Aufmerksamkeitsaktivierung des Gehirns erhöht und das Kind kann seine Konzentrationsleistungen deutlich verbessern. Aufpassübungen (siehe Seite 52 und Abreißkarte) können dem Kind helfen, das Zusammenspiel zwischen Aufmerksamkeit, genauem Hinsehen und gezielten, fein abgestimmten und versammelten Bewegungen zu trainieren. Es lernt gezielte und fein abgestimmte Bewegungen auszuführen, bei denen das Zusammenspiel von Auge und Hand geschult wird. Neben der Verbesserung der Muskelspannung und Koordination lernt das Kind dabei auch, sein Erregungsniveau zu regulieren, sich auf eine Aufgabe ganz zu konzentrieren und sich nicht ablenken zu lassen.

Alltagshilfen für Kiga/Schule

Bauen Sie immer wieder Aufpassübungen in den Alltag ein. Besonders vor geistig anstrengenden Tätigkeiten oder längerem Sitzen oder wenn die Gruppe sehr antriebsarm, untererregt, müde oder verlangsamt ist.

- Nutzen Sie auch die Abreißkarte „Aufpassübungen".

51

Aufpassübungen

Als **Aufpassübungen** haben sich besonders bewährt:
- Hampelmann (siehe auch Abreißkarte)
- Überkreuzübungen wie Knieklatschen über Kreuz.
- Seilspringen.
- Fangen und Werfen
  von 1 oder 2 Säckchen/Bällen.
- Jonglieren mit Säckchen oder Jonglierbällen.
- Ermutigen Sie das Kind, die Aufpassübungen vor den Schularbeiten oder vor anstrengenden Tätigkeiten zu machen.

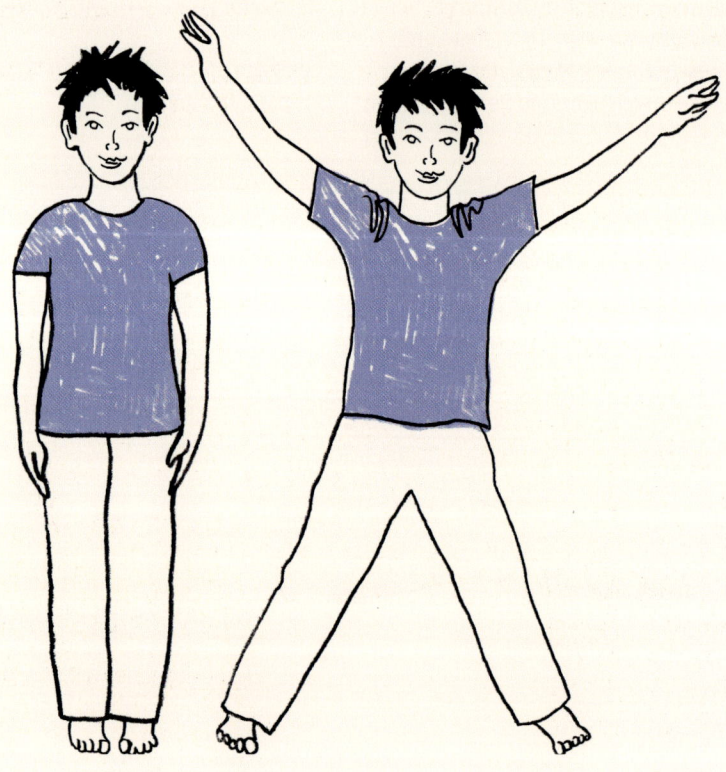

▲ **Der Hampelmann ist eine gute Aufpassübung.**

Der Trick mit den Zentrierungsübungen

Zentrierung bedeutet, sich versammelt auf sich selbst, seinen Körper und die auszuführende Handlung zu konzentrieren. Zentrierungsübungen sind eher statisch gehaltene Positionen, bei denen das Kind übt, in versammelter Aufrichtung mit geringer Auflagefläche und großer Aufrichtung (zum Beispiel im Einbeinstand) sein Gleichgewicht zu halten und ruhig zu stehen.

Es lernt so vor allem, sich zu hemmen, zu kontrollieren und sich nur auf diese Aufgabe zu konzentrieren. Dies fördert wiederum die fokussierten Aufmerksamkeitsleistungen.

Neben der körperlichen Zentrierung kann durch eine Selbstinstruktion in Form eines Merkspruchs eine geistige Zentrierung durchgeführt werden, denn mit diesen Sprüchen verbinden sich körperliches und geistiges versammeltes Tun. Beispiele für Merksprüche sind:

– „In der Ruhe liegt die Kraft",
– „Konzentriert geht's wie geschmiert",
– „Nur ruhig Blut – dann geht's gut",
– „Wenn ich will, wird alles still", aber auch
– „Frisch und wach, wie der Fisch im Bach".

Eine schöne Vorlage dafür finden Sie bei den Abreißkarten.

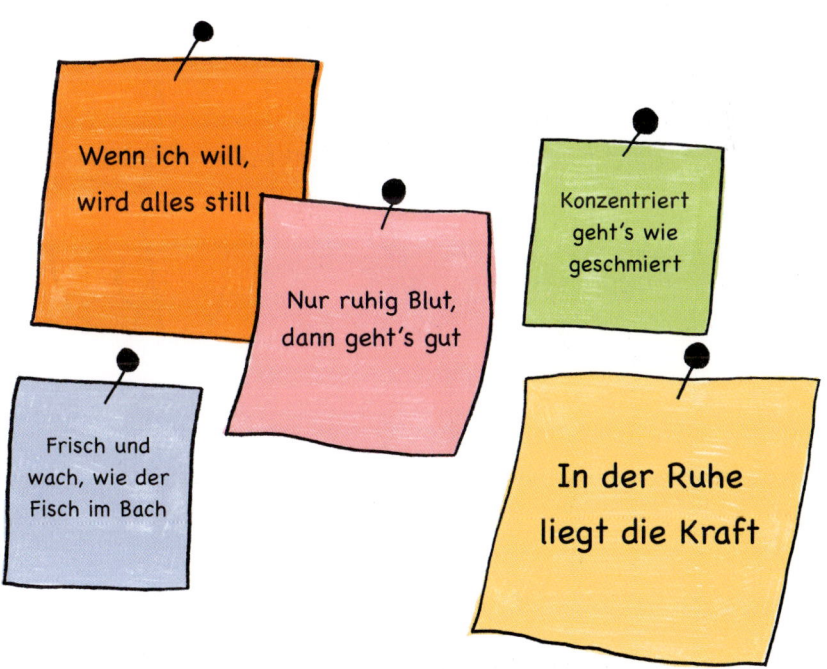

Zentrierungsübungen

Als **Zentrierungsübungen** haben sich besonders
bewährt:
– Stehen wie eine Kerze (auf dem Hocker)
– Stehen wie ein Baum (auf dem Hocker)
– Das Vogelnest im Baum (auf dem Hocker)

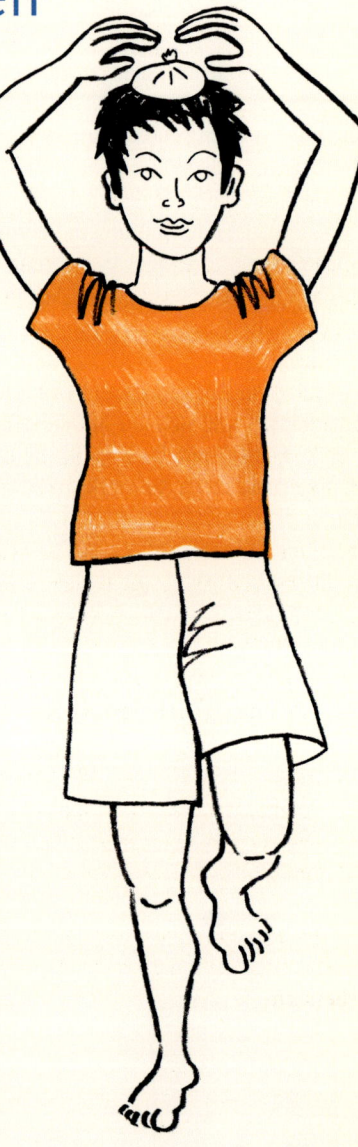

■ Ermutigen Sie das Kind, die Zentrierungsübung
nach den Aufpassübungen und vor den Schularbeiten oder vor anstrengenden Tätigkeiten durchzuführen.
■ Ermutigen Sie das Kind, eine Zentrierungsübung
auszuprobieren, wenn es sehr unruhig und aufgeregt ist.
■ Benutzen Sie auch die Vorlage bei den Abreißkarten.
■ Yogaübungen sind tolle Zentrierungsübungen!

Alltagshilfen für Kiga/Schule:

■ Bauen Sie immer wieder Zentrierungsübungen in
den Alltag ein. Besonders nach Bewegungspausen,
vor geistig anstrengenden Tätigkeiten oder längerem Sitzen oder wenn die Gruppe sehr unruhig und
laut ist.

INFO

Lassen Sie das Kind dabei unbedingt
auf einem Hocker stehen!! Dies ver-
mindert sehr stark die motorische
Unruhe und fördert deutlich die
Wachheit!

▲ Zentrierungsübung „Das Vogelnest
im Baum".

4 Wenn das Kind unaufmerksam ist und viele Fehler macht

Erklärung

Kinder mit Aufmerksamkeitsproblemen sind meistens sehr leicht ablenkbar, haben Schwierigkeiten, bei der jeweiligen Tätigkeit oder Aufgabe zu bleiben. Sie handeln oft, ohne die Handlung im Blick zu behalten und produzieren dadurch viele Fehler. Diese Kinder haben vor allem Probleme mit der Aufmerksamkeitssteuerung.

Die Aufmerksamkeitssteuerung setzt sich aus den Komponenten fokussierte und geteilte Aufmerksamkeit zusammen. Kinder mit Auffälligkeiten in der fokussierten Aufmerksamkeit lassen sich leicht ablenken. Es fällt ihnen schwer, ihre Aufmerksamkeit auf die jeweilige Aufgabe zu lenken und dabeizubleiben. Kinder mit Auffälligkeiten in der geteilten Aufmerksamkeit sind schnell überfordert, wenn sie mehrere Aufgaben gleichzeitig bearbeiten müssen.

Mit den folgenden Tricks können Sie die Aufmerksamkeitssteuerung trainieren und verbessern.

Ziel

Sie möchten,
- **dass das Kind Aufgaben konzentrierter bearbeiten kann,**
- **dass das Kind besser zuhört,**
- **dass das Kind sorgfältiger arbeitet und weniger Fehler macht,**
- **dass das Kind besser bei einer Aufgabe bleibt und sich nicht so leicht ablenken lässt,**
- **dass das Kind mehrere Aufgaben parallel bearbeiten kann.**

Ihr Ziel ist die Verbesserung der Aufmerksamkeitsleistung des Kindes.

55

Der Trick mit den Basisfertigkeiten

Fokussierte Aufmerksamkeitsleistungen setzen sich vor allem aus den sogenannten Basisfertigkeiten zusammen.

INFO

Aufmerksam und weniger Fehler

Das gelingt, wenn das Kind

- **genau hinhört,**
  was es jetzt tun soll und dann
- **genau hinsieht,**
  auf das, was es tun soll (und nicht woanders hinsieht und sich so ablenken lässt) und anschließend
- **genau kontrolliert,**
  was es gemacht hat.

Alltagshilfen

- Bieten Sie dem Kind Spiele an, die das genaue Hinhören und Hinsehen fördern.
- Fordern Sie von dem Kind das genaue Hinhören.
- Lassen Sie das Gehörte vom Kind wiederholen.
- Fordern Sie das Kind auf, der Tätigkeit genau mit den Augen zu folgen.
- Fragen Sie das Kind, was genau es gerade sieht.
- Erinnern Sie das Kind an die Kontrolle und lassen Sie es unbedingt selbst kontrollieren.
- Bieten Sie dem Kind immer wieder Spiele und Aufgaben an, die es spannend findet und für die es sich interessiert. Bei diesen Inhalten ist das Kind deutlich aufmerksamer und kann an diesem positiven Modell lernen, wie man die Aufmerksamkeit gut steuern und bei der Sache bleiben kann.

Alltagshilfen für Kiga/Schule

- Besprechen Sie mit den Kindern den Trick mit den Basisfertigkeiten.
- Lassen Sie die Kinder Karten malen, auf denen die Tricks abgebildet sind.
- Nutzen Sie die Karten im Unterricht und halten Sie die Karten bei Bedarf hoch.
- Nutzen Sie auch die Abreißkarte „Basisfertigkeiten" im Anhang.

Der Trick gegen die Ablenkung

Da der Alltag (vor allem in Kindergarten und Schule) aus vielen Ablenkungen, Unruhe und Lärm besteht, ist es für das Kind sehr wichtig, mit diesen Ablenkungen umzugehen. Das Kind muss lernen, Störreize und Ablenkungen auszublenden. Es muss auch lernen, sich zu hemmen und darauf nicht zu reagieren.

Alltagshilfen
- Bieten Sie dem Kind Spiele/Aufgaben an, während derer Sie deutlich versuchen, das Kind zu stören und abzulenken (ansprechen, laut rufen, klatschen, Krach machen, Witze erzählen). Wenn das Kind sich von Ihnen ablenken lässt (von seinem Spiel/Aufgabe wegsieht und/oder in irgendeiner Weise auf Sie reagiert), bekommen Sie einen Punkt. Für jede Minute, in denen sich das Kind nicht ablenken lässt, bekommt das Kind einen Punkt. Gewonnen hat, wer am Ende die meisten Punkte hat.

Alltagshilfen für Kiga/Schule
- Besprechen Sie mit den Kindern den Trick mit der Ablenkung.
- Bieten Sie immer wieder Spiele/Aufgaben an, in denen Sie deutlich versuchen, die Kinder zu stören und abzulenken (ansprechen, laut rufen, klatschen, Krach machen, Witze erzählen).
- Teilen Sie die Kinder in zwei Gruppen ein. Wenn ein Kind sich ablenken lässt (von seinem Spiel/Aufgabe wegsieht und/oder in irgendeiner Weise auf Sie reagiert), bekommt die andere Gruppe einen Punkt. Gewonnen hat die Gruppe, die am Ende des Spiels/der Aufgabe die meisten Punkte hat.

Der Trick mit der geteilten Aufmerksamkeit

Viele Aufgaben und Aktivitäten des Alltags fordern uns geteilte Aufmerksamkeitsleistungen ab. In der Schule zum Beispiel beim Diktat muss das Kind genau hören, was die Lehrerin sagt und gleichzeitig darauf achten, ordentlich zu schreiben, in der Lineatur zu bleiben und die Rechtschreibregeln zu beachten. Daneben soll das Kind ruhig auf dem Stuhl sitzen bleiben (und nicht wegrutschen) und den Stift so führen, dass die Kraftdosierung stimmt und das Schriftbild lesbar ist. Ganz schön viel auf einmal!

Alltagshilfen
- Bieten Sie dem Kind Spiele/Aufgaben an, in denen es mehrere Dinge gleichzeitig tun muss (zum Beispiel zuhören und malen, zuhören und Wörter zählen).

Alltagshilfen für Kiga/Schule
- Besprechen Sie mit den Kindern den Trick mit der geteilten Aufmerksamkeit.
- Bieten Sie immer wieder Spiele/Aufgaben an, in denen die Kinder mehrere Dinge parallel bearbeiten müssen.

57

5 Wenn das Kind Schwierigkeiten mit Regeln und Aufgaben hat

Erklärung

Häufig fällt es aufmerksamkeitsschwachen Kindern schwer, sich an Regeln zu halten. Meist sind sie sogar guten Willens und oft auch einsichtig, dass die vereinbarten Regeln und Absprachen sinnvoll sind. Wenn es aber dann soweit ist, schaffen sie es einfach nicht, genügend Anstrengungsbereitschaft, Aufmerksamkeitsaktivierung und Aufmerksamkeitskraft aufzubauen und eigene Impulse zu hemmen, um die Regeln oder Absprachen einzuhalten.

Diese Problematik bewirkt bei den erwachsenen Bezugspersonen häufig Ratlosigkeit und kann bei wiederholten Regelübertritten zu Anspannung, Gereiztheit, Genervtheit und manchmal auch zu Aggressionen führen.

Es kann zu einem großen Leidensdruck bei allen Beteiligten kommen.

Es gibt einige bewährte Strategien, um aus diesem Teufelskreis auszusteigen!

Sie möchten
- **problematische Alltagssituationen mit dem Kind kompetenter und entspannter meistern,**
- **dass das Kind sich besser an Absprachen und Regeln hält,**
- **dass das Kind seine Aufgaben und Pflichten zuverlässig und zügig erfüllt.**

Ihr Ziel ist, dem Kind zu helfen, seine Aufgaben und Pflichten zu erfüllen.

Der Trick mit den Aufforderungen

Im täglichen Umgang mit dem Kind kommt es immer wieder zu Situationen, in denen Sie Anforderungen an das Kind stellen, von denen Sie erwarten, dass sie erfüllt werden. Wenn Sie sich einmal kritisch betrachten, reden Sie sehr häufig in Aufforderungssätzen: „Mach deine Schularbeiten", „Zieh dir die Schuhe an", „Beeil dich doch" usw.

Wie können Sie Anweisungen geben, die auch befolgt werden? Zunächst muss Ihnen selbst genau klar sein, was Sie von dem Kind wollen. Unklare Anweisungen verunsichern das Kind, es weiß dann nicht genau, was von ihm erwartet wird und probiert aus. Klare Anweisungen geben Sicherheit und Orientierung. Mit entscheidend, ob das Kind einer Aufforderung nachkommt, ist der Zeitpunkt, zu dem sie gestellt wird. Auch Kinder haben ein Recht darauf, in ihren Tätigkeiten nicht gestört zu werden. Während eines intensiven Spiels können Anweisungen nicht befolgt werden. Also ist es wichtig, den richtigen Zeitpunkt für die anstehende Aufgabenverteilung zu finden. Sie sollten auch überprüfen, ob Ihre Anforderungen dem Entwicklungsstand des Kindes entsprechen.

INFO

Überprüfen Sie ihre Aufforderungen auf die 5 K's:

- Kontakt
- kurz
- klar
- konsequent
- Kontrolle

Alltagshilfen

- Blickkontakt und Körperkontakt herstellen.
- Bestimmtheit und Eindeutigkeit in Ihrer Körpersprache.
- Freundlich und fest die Richtung bestimmen.
- Klare, kurze Sätze, die sich auf nur einen Auftrag beziehen.
- Aufforderungen sollten das erwünschte Verhalten benennen.
- Die Aufforderung vom Kind wiederholen lassen.
- Nicht sofort auf Verweigerungen eingehen, abwarten, keine Diskussionen.

59

Der Trick mit den Regeln

Eine Familie, Kindergartengruppe oder Klassengemeinschaft ist ein Team. Ein Team funktioniert nur, wenn alle Mitglieder sich zugehörig, wertgeschätzt, geliebt und ernst genommen fühlen. Für ein harmonisches Zusammenspiel müssen die Regeln für das Zusammenleben allen Mitgliedern klar sein. Diese Regeln dienen der Orientierung für alle und sollen das Gemeinschaftsklima verbessern.

Alltagshilfen

Regeln ordnen den Alltag und verbessern den Umgang in der Familie. Wenn Sie Regeln vereinbaren, ist Folgendes wichtig:
– Vereinbaren Sie gemeinsam mit der ganzen Familie/Gruppe nur wenige klar umrissene Regeln.
– Die Regeln beschreiben das erwünschte Verhalten präzise und sollten möglichst positiv formuliert sein.
– Besprechen Sie die Regeln mit dem Kind und schreiben oder malen Sie sie auf.
– Hängen Sie die Regeln gut sichtbar auf.

- Nutzen Sie bei Bedarf den „Familienvertrag" auf S. 62 und bei den Abreißkarten.
- Vereinbaren Sie einen Vertrag mit dem Kind, in dem die Regeln und die Konsequenzen aufgeführt werden. Beide Vertragspartner müssen den Vertrag unterschreiben. Dies führt zu mehr Verbindlichkeit und das Kind fühlt sich ernst genommen.
- Regeln sollten immer gültig sein.

Manchmal fällt es schwer, sich an die Regeln zu halten, daher müssen
– Konsequenzen bei Nichtbefolgung im Vorfeld besprochen werden,
– Konsequenzen logisch mit der Regel verknüpft sein und möglichst unmittelbar folgen,
– Sie mit dem Kind konsequentes Einhalten der Regeln üben und
– Sie bei der Durchführung der Konsequenzen sachlich bleiben ohne negative Zuschreibungen.

Folgende Regeln können für das Familienleben hilfreich sein. Suchen Sie nur die Regeln aus, die für die momentane Situation mit dem Kind und in der Familie sinnvoll sind. Einen Beispielplan finden Sie auf S. 63 und bei den Abreißkarten.

Mögliche Regeln für die ganze Familie
- Wir sind freundlich zueinander.
- Wir helfen uns gegenseitig.
- Wir teilen.
- Wir sind vorsichtig miteinander.
- Wir essen zusammen, zum Beispiel Abendbrot um 19 Uhr.
- Wenn wir Ärger, Kummer, Sorgen oder Fragen haben, sprechen wir das möglichst zeitnah an.
- Wir beachten das STOPP-Signal des anderen und wenden es selbst an, wenn uns etwas zu viel wird.
- Wenn wir uns streiten, klären wir den Konflikt vor dem Schlafengehen.

- Wir treffen uns einmal in der Woche (zum Beispiel am Sonntagabend) und besprechen, wie die vergangene Woche war, was gut geklappt hat und was positiv war, was in der nächsten Woche besser klappen könnte/müsste, den Plan für die nächste Woche/wichtige Termine.

Mögliche Regeln für das Kind

- Ich bin freundlich.
- Ich bewege mich vorsichtig.
- Ich sitze 10 Minuten ruhig am Tisch.
- Ich bin um 7:30 Uhr fertig mit dem Morgenputz und sitze am Frühstückstisch.
- Ich höre genau zu.
- Ich sehe genau hin.
- Meine Hausaufgaben erledige ich in 45 Minuten.
- Ich beachte das STOPP-Signal und wende es selbst an (zum Beispiel, wenn mir etwas zu viel wird oder ich mit etwas nicht einverstanden bin).
- Vor dem Spielen erledige ich meine Aufgaben.
- Bevor ich etwas Neues beginne/spiele, räume ich die Dinge an ihren Platz zurück.
- Ich bin um 19:30 Uhr bettfertig.

Alltagshilfen für Kiga/Schule

- In größeren Gruppen haben sich die untenstehenden Regeln sehr bewährt. Suchen Sie die Regeln aus, die für die Klasse sinnvoll und wichtig sein können.
- Besprechen Sie die Regeln mit der Klasse.
- Nutzen Sie bei Bedarf die Vorlage „Klassenvertrag" auf S. 64 und bei den Abreißkarten.

Hier einige bewährte Regeln für die Gruppe

- Wir sind freundlich zueinander.
- Wir unterstützen und helfen uns.
- Wir sind vorsichtig miteinander.
- Wir sehen uns an, wenn wir miteinander reden.
- Wir hören uns gut zu.
- Wir warten, bis wir an der Reihe sind.
- Wir sind bei der Sache und lenken uns nicht ab.
- Wir gehen vorsichtig mit den Dingen um.
- Wir sprechen Konflikte an und überlegen gemeinsam Lösungen (zum Beispiel freitags in der 2. Stunde).

FAMILIEN-VERTRAG

Unsere Regeln

1. Wir gehen freundlich und respektvoll miteinander um.

2. Wir unterstützen und helfen uns.

3. Wir gehen vorsichtig mit den Dingen um.

4. Zu diesen Zeiten essen wir immer gemeinsam.

_____

5. Wir beachten und nutzen das STOPP-Signal.

6. Wenn wir Ärger, Kummer, Sorgen oder Fragen haben, sprechen wir das an.

7. Wir treffen uns einmal in der Woche zum Familienrat und besprechen, wie die vergangene Woche war, was gut geklappt hat und was positiv war, was in der nächsten Woche besser klappen könnte/müsste, den Plan für die nächste Woche/ wichtige Termine.

Ich akzeptiere den Vertrag und verspreche, mich daran zu halten!

_____   _____

Ort, Datum   Unterschriften der Familienmitglieder

_____

_____

MEINE REGELN

Diese Regeln gelten für mich. X		Regel	✔
		Ich bin zur verabredeten Zeit morgens fertig.	
		Ich bin freundlich.	
		Ich höre genau zu.	
		Ich sehe genau hin.	
		Ich bewege mich vorsichtig.	
		Ich sitze still.	
		Ich beachte und nutze das STOPP-Signal.	
		Vor dem Spielen erledige ich erst meine Aufgaben.	
		Meine Aufgaben erledige ich zügig.	
		Bevor ich etwas Neues beginne / spiele, räume ich die Dinge an ihren Platz zurück.	
		Ich bin zur verabredeten Zeit im Bett.	

KLASSEN-VERTRAG

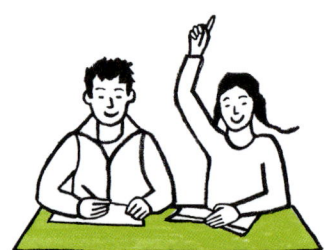

Unsere Regeln

1. Wir gehen freundlich, fair und respektvoll miteinander um.

2. Wir unterstützen und helfen uns.

3. Wir sehen uns an, wenn wir miteinander reden.

4. Wir hören uns gut zu.

5. Wir warten, bis wir an der Reihe sind.

6. Wir sind bei der Sache und lenken uns nicht ab.

7. Wir gehen vorsichtig mit den Dingen um.

8. Wir sprechen Konflikte und Probleme an und suchen gemeinsam nach Lösungen.

9. Wenn wir uns nicht an die Regeln halten, trifft sich die gesamte Klasse am Nachmittag zum Klassenrat.

10. Bei groben Verstößen werden die Eltern unmittelbar benachrichtigt.

Ich akzeptiere den Vertrag und verspreche, mich daran zu halten!

_____   _____

Ort, Datum   Unterschriften der Klassenmitglieder

_____

_____

Der Trick mit den Punkteplänen

Manchmal fällt es dem Kind trotz gemeinsam vereinbarter Regeln schwer, sich daran zu halten oder seine Aufgaben zu erledigen. Sollte positive Verstärkung in Form von Zuwendung, Anerkennung und Lob nicht ausreichen, können als besonderer Anreiz systematische Punktepläne zum Einsatz kommen. Dabei kann das Kind Punkte sammeln, wenn es die vorher genau besprochenen erwünschten Ziele, Aufgaben oder Verhaltensweisen erfüllt. Die Punkte können dann in Belohnungen eingetauscht werden.

Extrem wichtig ist hierbei, dass die Belohnungen einen wirklichen Ansporn für das Kind darstellen. Das Kind muss die Belohnung wirklich toll und erstrebenswert empfinden. Dadurch wird über die Aktivierung bestimmter neurobiologischer Prozesse im Gehirn die Leistungsbereitschaft erhöht und das Kind entwickelt eine größere Bereitschaft, sich für das Ziel richtig anzustrengen. Natürlich sollte die Belohnung aber auch angemessen und realistisch sein.

Belohnungen können sein:
- Positive (gemeinsame) Aktivitäten: gemeinsame Spielzeiten, Lieblingsessen, Vorlesezeiten, Ausflüge, Kinobesuche, Zeit zum Faulenzen usw.
- Materielle Belohnungen: Kleine Spielsachen oder ein größeres Spiel, welches in Einzelsegmente zerteilt wird und nach und nach als Verstärker eingesetzt werden kann (Spielzeugautos, Puppen-

kleidchen, Bälle, Puzzle, Lego oder Playmobilfiguren, Werkzeug, Tauschkarten, Markenkleidung, Geld).
- Pflichten erlassen.

Das Besprechen einer Wunschliste kann für das Kind sehr motivierend wirken. Eine Blankovorlage finden Sie bei den Abreißkarten im Anhang.

Wie viele Punkte das Kind erreichen muss, um die Belohnung zu erhalten, sollte sehr genau abgewogen und besprochen werden. Gerade in der Anfangsphase eines Punkteplans sollten das Erwerben der Punkte und das damit verbundene Eintauschen leicht möglich sein. So kann die resignative Grundhaltung des Kindes (und oft auch der Erwachsenen) überwunden werden und die Hoffnung, dass es ja doch zu schaffen ist, erhöht werden.

Was Punktepläne bewirken

Ein weiterer positiver Aspekt ist, dass dem Kind noch einmal im dem dazu unbedingt notwendigen „Vertragsverhandlungsgespräch" die erwünschten Aufgaben oder Verhaltensweisen erklärt und verdeutlicht werden. Das Kind bekommt in diesem Gespräch deutlich und sachlich vermittelt, was von ihm konkret erwartet wird. Dabei sollte auch unbedingt deutlich werden, dass das Kind nicht in seiner Person „falsch" ist, sondern dass lediglich einzelne Handlungen oder Verhaltsweisen problematisch sind. Gemeinsam mit dem Kind können die Erwachsenen einen Plan entwickeln, um dies zu ändern. Sollte dies aber nicht funktionieren, ist nicht das Kind schuld, sondern der Plan war noch nicht ausreichend genug.

Punktepläne führen häufig zu einer Entlastung und Entspannung der Erwachsenen-Kind-Beziehung. Die Erwachsenen müssen nicht mehr ständig das Kind erinnern oder ermahnen, seine Aufgaben zu erledigen. Sie können das Kind nun an den Plan erinnern und den Belohnungsanreiz betonen. Schafft das Kind die Aufgaben oder Ziele nicht oder nur schleppend, so ist dies ein Problem des Kindes und es muss die Konsequenzen (die Belohnung noch nicht zu erhalten) aushalten und selbst tragen.

Erfahrungsgemäß funktionieren Punktepläne nur, wenn sie korrekt eingeführt werden und so lange wie die Erwachsenen bereit und in der Lage sind, die einzelnen Aufgaben oder Ziele des Kindes kontinuierlich täglich und konsequent zu kontrollieren und wertzuschätzen.

Es wird von Punkten gesprochen. Gemeint sind jedoch im klassischen Sinne sogenannte Tauschverstärker (Token). Diese visualisieren für das Kind, dass es die Aufgabe erledigt oder das Ziel geschafft hat.

Alternativen zum Punkteplan

Man kann aber auch andere Formen von Tauschverstärkern nutzten, zum Beispiel

> ### INFO
>
> Folgende Tauschverstärker werden häufig bei schriftlichen Verstärkerplänen eingesetzt:
> - Punkte
> - Kreuze
> - Häkchen
> - Smileys
> - Aufkleber
> - Stempel

Steine, Muggelsteine oder Murmeln, die bei erreichtem erwünschten Verhalten oder erfüllten Aufgaben in ein Glas getan werden. Wenn das Glas voll ist, kann in die Belohnung eingetauscht werden.

Die Bereitschaft und Motivation, sich anzustrengen und das Ziel zu erreichen, wird also über den Einsatz von Belohnungen oft deutlich erhöht. Wenn das Kind das Ziel, die Aufgabe oder Verhaltensweise jedoch sicher erlernt hat, ist dies oft ein so großer Erfolg, dass die Belohnungen langsam wieder ausgeschlichen werden können (und müssen). Dann beherrscht das Kind die Aufgabe, erhält darüber viel Anerkennung und muss sich nun nicht mehr so stark dafür anstrengen.

Alltagshilfen

Die Erwachsenen sollten sich im Vorfeld genau überlegen, welches unerwünschte Verhalten des Kindes zurzeit im Vordergrund steht und als besonders problembehaftet und stressig erlebt wird. Hier einige klassische Beispiele:

- Das Kind hat Schwierigkeiten mit dem pünktlichen Aufstehen und muss sehr oft erinnert werden.
- Das Kind trödelt beim morgendlichen Anziehen und Morgenputz.
- Das Kind trödelt beim Frühstücken.
- Das Kind trödelt auf dem Schulweg.
- Das Kind räumt seine Sachen (Schulranzen, Brotdose, Jacke) nicht an den entsprechenden Platz.
- Das Kind sitzt beim Essen sehr unruhig.
- Das Kind ist sehr laut.
- Das Kind kann nicht warten, bis es an der Reihe ist und redet häufig dazwischen.
- Das Kind diskutiert, wenn es etwas erledigen oder seine Aufgaben machen soll.
- Die Erledigung der Hausaufgaben ist sehr stressig und dauert sehr lange.
- Das Kind macht viel Theater beim Zubettgehen.

- Ich bin innerhalb von 10 Minuten nach dem Weckerklingeln im Badezimmer.
- Ich bin nach 30 Minuten mit dem Morgenputz fertig.
- Ich bin nach 20 Minuten mit dem Frühstück fertig und startklar.
- Ich schaffe den Schulweg in 10 Minuten.
- Ich räume meine Sachen sofort an den richtigen Platz.
- Ich sitze beim Essen 10 Minuten ruhig am Tisch.
- Ich bin während des Essens, wenn Besuch da ist, beim Spielen leiser.
- Ich warte, bis ich an der Reihe bin und lasse den anderen ausreden.
- Ich erledige meine Aufgaben zuverlässig (und ohne Diskussionen).
- Ich erledige meine Hausaufgaben in 45 Minuten.
- Ich bin um 20 Uhr im Bett, bleibe dann darin liegen und verhalte mich dabei angemessen (kein Theater).

■ Damit ein Verstärkerplan wirklich Früchte trägt, sollte man sich unbedingt auf wenige problematische Situationen oder Verhaltensweisen beschränken (maximal drei)!

■ Jetzt vereinbaren die Erwachsenen mit dem Kind einen Termin, bei dem sie in entspannter und sachlicher Atmosphäre den Vertrag besprechen können.

In diesem Gespräch überlegen sich die Erwachsenen gemeinsam mit dem Kind sehr konkret, welche Aufgaben das Kind erledigen soll oder welche erwünschten Verhaltensweisen das unerwünschte Verhalten ersetzen sollen. So wird ein Plan entwickelt. Mögliche Ziele können sein:

■ Um dem Kind Anreize zu schaffen, die Ziele zu erreichen, wird nun überlegt, welche Belohnungen zum Einsatz kommen können und wie viele Punkte das Kind dafür benötigt. Es wird auch gemeinsam überlegt, wie viele Punkte die einzelnen Ziele oder Aufgaben wert sind. (Siehe dazu die Vorlage „Meine Checkliste" und das Beispiel „Meine Wunschliste", beide finden Sie auch als Abreißkarte im Anhang.)

■ Nun wird ein Vertrag mit dem Kind geschlossen: Die (maximal drei) erwünschten Aufgaben oder Verhaltensziele sollten möglichst konkret und damit überprüfbar aufgeschrieben werden. Um den Erfolg nicht zu gefährden, muss unbedingt darauf geachtet werden, dass das Kind grundsätzlich in der Lage ist, die angestrebten Ziele zu schaffen!

- Damit die Überprüfung der Ziele gewährleistet ist, sollten die Ziele oder Aufgaben in der Qualität und Quantität genau beschrieben werden (also was, wann, wie lange, wie oft). Es sollte keine Perfektion erwartet werden in Bezug darauf, wie häufig das Kind das Ziel in der Woche erreichen soll (50–75 % sind schon sehr gut!).
- Der Vertrag/Punkteplan wird dann aufgeschrieben (bei jüngeren Kindern aufgezeichnet) und an einem gut frequentierten Ort aufgehängt (Küche, Kinderzimmertür, Toilette).
- Die Punkte sollten möglichst zeitnah eingetragen werden. Zu festen Zeiten (zum Beispiel nach dem Abendbrot) sollte der Plan und momentane Punktestand mit dem Kind kurz besprochen werden. Es kann auch sinnvoll sein, gemeinsam zu überlegen, ob das Kind noch weitere Hilfe benötigt, um den Plan zu schaffen.

Alltagshilfen für Kiga/Schule

- Punktepläne können auch in der Schule oder im Kindergarten hilfreich sein, wenn die Pädagogen bereit sind, für einen umschriebenen Zeitraum das Kind vermehrt zu beobachten und zu kontrollieren. Haben Pädagogen gute Erfahrungen mit Punkteplänen gemacht, nutzen sie diese häufig und es wird für die Kindergruppe so zu einer Selbstverständlichkeit.
- Verstärkerpläne können auch für größere Gruppen konstruiert werden und im

Wettkampf (eine Hälfte der Gruppe/ Klasse gegen die andere Hälfte der Gruppe/Klasse) noch motivierender gestaltet werden.

Wenn eine bestimmte Anzahl von Punkten (von dem einzelnen Kind oder von der Gruppe) erreicht worden ist, werden diese wieder in bedeutungsvolle Belohnungen eingetauscht. Belohnungen können sein:

- Vorlesen, Bewegungsspiele, Lieblingsspiel spielen, längere Pause, Lieblingsfrühstück, Rätsel, Ausflüge, weniger Hausaufgaben.
- Für größere Gruppen oder Klassen haben sich auch andere Formen von Tauschverstärkern bewährt, zum Beispiel Steine, Muggelsteine oder Murmeln, die bei erreichtem erwünschten Verhalten oder erfüllten Aufgaben in ein Glas getan werden. Wenn das Glas voll ist, kann in die Belohnung eingetauscht werden.

Die vereinbarten Ziele, Aufgaben oder Verhaltensweisen können schriftlich oder bei jüngeren Kindern auch in Form von Zeichnungen oder Symbolen festgehalten werden. Folgende Ziele und Aufgaben könnten im Kindergarten oder in der Schule angestrebt werden:

- Ich bringe meine Sachen (Jacke, Schuhe, Turnbeutel) gleich an den richtigen Platz.
- Ich bin innerhalb 5 Minuten fertig umgezogen.
- Ich warte, bis ich an der Reihe bin und lasse den anderen ausreden.
- Ich halte mich an die Gesprächsregeln und melde mich.
- Ich bin freundlich zu den anderen.

- Erwachsenen gegenüber benehme ich mich freundlich und respektvoll.
- Ich bleibe auf meinem Platz sitzen.
- Im Stuhlkreis mache ich aktiv mit und bin aufmerksam dabei.
- Ich beteilige mich aktiv am Unterricht und melde mich regelmäßig während einer Unterrichtsstunde.
- Ich verfolge das Unterrichtsgeschehen aktiv und aufmerksam und störe den Unterricht nicht.
- Ich höre genau zu.

- Ich sehe genau hin.
- Ich frage, ob jemand mit mir spielen will.
- Bei Streit/Konflikten hole ich Hilfe bei den Erwachsenen.
- In der Pause spiele ich friedlich mit den anderen und halte mich von Konflikten fern.

■ Ein Beispiel für einen Punkteplan finden Sie auf S. 71 und als Vorlage bei den Abreißkarten.

Meine Wunschliste

Das wünsche ich mir:	So viele Punkte benötige ich dafür:
Mama oder Papa spielen vor dem Zubettgehen 15 Minuten ein Spiel meiner Wahl mit mir	9
Mama oder Papa spielen vor dem Zubettgehen 30 Minuten ein Spiel meiner Wahl mit mir	12
Samstag eine Stunde länger aufbleiben	40
Besuch beim Schnellimbiss	50
Bowling oder Kino	60
Ausflug nach Wahl	180

Meine Checkliste, vom _____

Nr.	selbst daran denken	Punkte	Mo	Di	Mi	Do	Fr	Sa	So	Punkte erreicht
1.	Jacke, Ranzen, Brotdose, Flasche an ihren Platz									
2.	Hausaufgaben: zügig bis 15 Uhr erledigt									
3.	abends 3 Minuten Zähne putzen									
	Punkte maximal **Punkte erreicht**									

ALLE-DINGE-AN-IHREN-PLATZ-VERTRAG

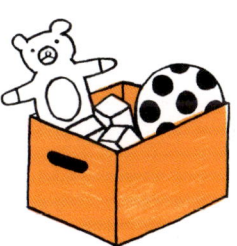

1. Für ☺☺☺☺ muss ich meine Jacke, Ranzen, Brotdose und Trinkflasche bis 13:30 Uhr an ihren Platz geräumt haben.

2. Für ☺☺☺☺☺ muss ich bis 16 Uhr meinen Schulranzen für den nächsten Tag vollständig gepackt haben.

3. Für ☺☺☺ muss ich mein Zimmer bis 19 Uhr so aufgeräumt haben, dass die Laufstraße von der Tür zum Bett und Schreibtisch frei ist.

4. Punkte-Eintausch

Belohnung am selben Tag

a) Bei 9 ☺ spielen Mama oder Papa vor dem Zubettgehen (vor 20 Uhr) 15 Minuten ein Spiel meiner Wahl mit mir.

b) Bei 12 ☺ spielen Mama oder Papa vor dem Zubettgehen (vor 20 Uhr) 30 Minuten ein Spiel meiner Wahl mit mir.

Belohnung zum Wochenende

c) Bei 60 ☺ Bowling oder Kino
d) Bei 50 ☺ Besuch Schnellimbiss
e) Bei 40 ☺ Samstag eine Stunde länger auf sein

Belohnung für den Monat

f) 230 – 240 ☺ 10 Euro
g) 180 – 229 ☺ Ausflug nach Wahl
h) 120 – 179 ☺ Übernachtung bei einem Freund

_____   _____
Ort, Datum   Unterschrift des Kindes

_____
Unterschriften der Eltern

Schul-Checkliste, vom _____

Nr.	Geschafft?! * = super = 2 + = gut = 1 – = schlecht = 0	Mo		Di		Mi		Do		Fr	
	Kontrolle K = Kind L = Lehrerin	K	L	K	L	K	L	K	L	K	L
1.	Ich war heute pünktlich in der Schule.										
2.	Ich habe mich aktiv am Unterricht beteiligt und mich oft gemeldet.										
3.	Ich habe alle Hausaufgaben ordentlich erledigt.										
	Punkte maximal Wie viele Punkte erreicht? **Total**										

So klappt's in der Schule, vom _____

Darauf habe ich geachtet:	Mo	Di	Mi	Do	Fr
Ich habe mich heute im Stuhlkreis an die Gesprächsregeln gehalten.					
Ich habe mich heute im Stuhlkreis langsam und vorsichtig bewegt.					

Der Trick mit den logischen Konsequenzen

Manchmal, wenn nichts hilft, das Kind durch positive Verstärkung und Punktepläne nicht positiv zu beeinflussen ist, müssen andere Maßnahmen ergriffen werden. Was also tun, wenn es keinen Punkteplan gibt und sich das Kind einfach nicht an die besprochenen Regeln hält oder seine Aufgaben nicht erledigt? Dann sollte das unerwünschte Verhalten eindeutige, negative Konsequenzen nach sich ziehen. Je jünger die Kinder sind, desto logischer sollten die Konsequenzen mit dem unerwünschten Verhalten in Verbindung stehen.

Beispiele für logische Konsequenzen (LK):
- Das Kind trödelt morgens und wird nur unter vielen Ermahnungen und Handreichungen der Eltern fertig.
  LK: Das Kind geht im Schlafanzug in den Kindergarten oder kommt zu spät zur Schule.
- Das Kind räumt sein Kinderzimmer nicht auf.
  LK: Die Eltern räumen die herumliegenden Sachen in einen Sack und das Kind bekommt dieses Spielzeug erst nach einer Woche wieder.
- Das Kind trödelt beim Essen und isst sehr langsam.
  LK: Das Essen wird nach einer bestimmten Zeit beendet.
- Das Kind erledigt seine Schulhausaufgaben nur schleppend und mit vielen Diskussionen.
  LK: Die Mutter ist nicht für die Erledigung der Schulhausaufgaben verantwortlich. Sie kann den Lehrer benachrichtigen, dass es Probleme damit gibt, und das Kind muss mit unerledigten Hausaufgaben zur Schule und die Konsequenzen tragen.
- Das Kind streitet und provoziert unverhältnismäßig viel und beharrlich mit dem Geschwisterkind oder mit einem Freund.
  LK: Die Kinder werden voneinander räumlich getrennt und dürfen erst nach einer bestimmten Zeit wieder miteinander spielen.
- Das Kind will abends nicht ins Bett und macht viel Theater.
  LK: Das Vorlesen oder gemeinsame Spiel des Abends fällt aus.

Der Trick mit dem STOPP

Gerade jüngeren, aber auch sehr über-erregten Kindern fällt es manchmal schwer, sich zu bremsen und mit einem störenden Verhalten aufzuhören. Hier haben sich das STOPP-Signal und die Auszeit sehr bewährt.

Mit dem STOPP signalisieren Sie dem Kind deutlich und unmissverständlich, dass es jetzt sofort mit dem unerwünschten Verhalten aufhören und innehalten soll. Stellen Sie sich dazu aufrecht hin, strecken Sie einen Arm gerade nach vorne, die offene Handfläche zeigt dabei auf das Kind.

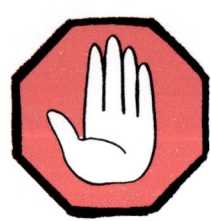

Anfangs sagen Sie noch laut „STOPP" dazu. Dies ist für das Kind das Signal, dass es jetzt sofort aufhören und auf Sie hören muss.

Sie können auch die STOPP-Karte bei den Abreißkarten im Anhang verwenden.

Alltagshilfen
- Besprechen Sie mit dem Kind das STOPP-Signal und erklären ihm dessen Bedeutung.
- Die Erwachsenen sollten sich mit dem Kind gemeinsam überlegen, in welchen Situationen das STOPP-Signal wichtig sein könnte.
- Vereinbaren Sie gemeinsam mit dem Kind, welche Konsequenzen passieren, wenn sich das Kind nicht an das STOPP-Signal hält (zum Beispiel unmittelbares Beenden der Situation, Raum verlassen).
- Loben Sie das Kind ganz deutlich, wenn es das STOPP-Signal beachtet!
- Geben Sie dem Kind nach dem STOPP-Signal eine ganz konkrete positiv formulierte Handlungsanweisung, damit es eine Orientierung hat, was es jetzt machen kann oder was von ihm erwartet wird.
- Setzen Sie das STOPP-Signal nur in ausgewählten einzelnen Situationen ein (und nicht inflationär). Es nützt sich sonst sehr schnell ab.
- Das Kind kann und sollte natürlich genauso das STOPP-Signal benutzen dürfen, beispielsweise, wenn es mit etwas nicht einverstanden ist oder sich gerade von den Erwachsenen überrannt oder überfordert fühlt.
- Nutzen Sie die STOPP-Karte bei den Abreißkarten im Anhang.

Der Trick mit dem Durchatmen

Konflikte sind im Zusammenleben mit anderen unvermeidbar. Umso wichtiger ist es, einen guten Umgang mit ihnen zu finden. Sie leben dem Kind vor, wie es selbst Konflikte lösen kann. Werden Sie im Streit mit dem Kind schnell laut und hören ihm nicht zu, so wird auch das Kind zurückschreien und nicht hören, was Sie ihm zu sagen haben. Eine Einigung werden Sie so nicht erreichen und alle Beteiligten werden sehr unzufrieden aus dem Konflikt gehen. Er wird sich mit Sicherheit wiederholen und sich dabei noch mehr zuspitzen. Schnell wird der Konflikt als ein Machtkampf empfunden.

Der Ausstieg aus dieser Konfliktspirale gelingt, wenn Sie lernen, tief durchzuatmen, ruhig und sachlich zu bleiben.

Alltagshilfen

- Überlegen Sie genau, ob Ihr Ärger und Ihre Reaktionen wirklich angemessen sind. Vielleicht gibt es ja noch ganz andere Gründe, warum Sie jetzt gerade so sauer sind.
- Wenn Sie zu wütend sind, um sachlich und ruhig zu bleiben, dann steigen Sie wenn möglich aus der Situation aus. Ziehen Sie sich für 10 Minuten zurück, trinken Sie ein Glas Wasser und beruhigen Sie sich wieder. Durchatmen nicht vergessen!
- Ist das Kind zu wütend, um Ihnen zuzuhören, dann lassen Sie es sich erstmal beruhigen. Schicken Sie Ihr Kind in den Garten oder einen reizarmen Raum und lassen Sie es ein Glas Wasser trinken.
- Bestimmen Sie in Konfliktsituationen oder Diskussionen freundlich und fest die Richtung.
- Seien Sie eindeutig in Ihrer Körpersprache.
- Positives Verhalten kann das Kind überraschen, weil es anderes erwartet hat, zum Beispiel „Toll, dass du mir jetzt zuhörst!". Das gibt eine gute Basis für das weitere Gespräch.
- Vermeiden Sie negative Zuschreibungen! Trennen Sie zwischen dem Kind, das Sie ja eigentlich gern haben, und dem, was es gerade Negatives getan oder gesagt hat.
- Bleiben Sie im aktuellen Konflikt, kein „wie immer" oder „ständig".
- Verwenden Sie Ich-Botschaften, zum Beispiel „Ich fühle mich gestört, lass mich bitte alleine telefonieren".
- Diskutieren Sie nicht, sondern handeln Sie. Erklären Sie kurz und klar Ihr „Nein" oder „Doch" und bleiben Sie dabei. Beenden Sie den Konflikt, indem Sie an die entsprechende Regel erinnern.

6 Wenn das Kind unorganisiert und unselbstständig ist

Erklärung

Kinder mit Aufmerksamkeitsproblemen sind im Alltag häufig eher unselbstständig. Sie wirken in der Erledigung ihrer Aufgaben und Vorhaben oft unorganisiert. Sie fangen meist zu spät an und ihr Vorgehen wirkt ungeordnet bis chaotisch.

Um die Selbstständigkeit, Handlungsorganisation, die Aufmerksamkeitsleistungen und Geschicklichkeit des Kindes zu fördern, ist das beste Training, es alltagsnahe Handlungen regelmäßig selbstständig durchführen zu lassen.

Wir Erwachsenen können Vorbilder zum Thema Handlungsorganisation sein!

Sie möchten,
- **dass das Kind selbstständiger wird,**
- **dass das Kind Handlungen und Aufgaben planvoller, organisierter, flüssiger und sorgfältiger ausführt.**

Ihr Ziel ist, dass das Kind selbstständiger und organisierter wird.

Der Trick mit der Selbstständigkeit und dem „Schritt für Schritt"

Selbstständigkeit kann das Kind nur erlernen, wenn selbstständiges Handeln ermöglicht und gefördert wird. Erwachsene sollten Schritte selbstständigen Tuns unbedingt unterstützen, würdigen und anregen. Auch junge Kinder sollten kleine Pflichten übertragen bekommen und im Haushalt im Rahmen ihrer Möglichkeiten mithelfen. Dies fördert Geschicklichkeit, das Einhalten von bestimmten Handlungsabfolgen, Umsicht, Verantwortungsbewusstsein und Selbstvertrauen.

Um die Selbstständigkeit zu unterstützen, sollten die Abfolgen der einzelnen Tätigkeiten, die das Kind durchführen möchte oder soll, für das Kind erkennbar sein. Überlegen Sie gemeinsam mit dem Kind, verdeutlichen und besprechen Sie mit ihm, wie es die jeweilige Aufgabe erledigen kann. Lassen Sie das Kind den Weg erklären oder erklären Sie ihm genau den Weg – gehen sollte das Kind ihn dann aber alleine.

Alltagshilfen

- Beziehen Sie das Kind in Haushaltspflichten ein, zum Beispiel Kochen, Backen, Tisch decken, einkaufen gehen, Gartenarbeit, Fahrrad pflegen, Tiere versorgen.
- Besprechen Sie mit dem Kind, welche Pflichten und Aufgaben es regelmäßig und zuverlässig erledigen kann, will und soll.
- Lassen Sie das Kind genau erklären, wie es diese Aufgaben konkret durchführen will.

- Machen Sie dem Kind doch einmal vor, wie Sie diese Aufgabe durchführen und erklären Sie dabei genau, was Sie wie tun.
- Entwickeln Sie mit dem Kind Checklisten oder Arbeitsschrittkarten: Das Kind malt oder schreibt die einzelnen Handlungsschritte auf, zum Beispiel für das morgendliche Aufstehen. Dann werden diese Arbeitsschrittkarten gut sichtbar für die Situation aufgehängt, etwa im Badezimmer. Dies führt zu verbesserten Automatisierungsleistungen, Erfolgserlebnissen und damit auch zu einem gesteigerten Selbstwertgefühl des Kindes. Natürlich klappt es nicht gleich. Aber Sie müssen nicht mehr schimpfen, Sie können einfach auf die Checklisten oder Arbeitsschrittkarten verweisen und dann ist das Vorgehen klar.
- Die Technik des Schritt-für-Schritt-Vorgehens kann Ihr Kind einprägsam in vielen Alltagshandlungen trainieren.
- Überlegen Sie gemeinsam mit dem Kind, bei welchen Aktivitäten, Handlungen und Aufgaben es häufig Stress gibt.
- Besprechen Sie anschließend mit dem Kind die Handlungsschritte einer Problemhandlung. Schreiben Sie zum besseren Einprägen der Handlungsabläufe mit dem Kind Checklisten oder fertigen Sie Kärtchen an, auf denen die Handlungsschritte chronologisch dargestellt sind (zum Beispiel der Ablauf des morgendlichen Fertigmachens, der Hausaufgabensituation).

Der Trick mit dem „laut gedacht und dann gemacht"

Um die Handlungssteuerung des Kindes zu verbessern, hat es sich bewährt, die eigenen Handlungen laut mitzusprechen (handlungsbegleitendes Mitsprechen). Ziel dieser Methode ist es, eine Handlung im Voraus zu planen, diese zu begleiten und sich selbst so anzuleiten, dass die Handlung oder Aufgabe systematisch und in einer sinnvollen Reihenfolge abgearbeitet werden kann, ohne den roten Faden zu verlieren. Das Kind lernt so, wie Erwachsene ihre Handlungen gedanklich planen, begleiten und kontrollieren.

Alltagshilfen

- Verdeutlichen Sie dem Kind vorbildhaft, wie Sie selbst beim Handeln mitdenken und innerlich vorausplanen. Begleiten Sie dabei Ihre eigenen Handlungen vorbildhaft durch lautes Mitsprechen. Ihr Kind wird sicherlich deutliche Aha-Erkenntnisse erleben!
- Kommentieren Sie Ihre eigenen Handlungsschritte im Alltag.
- Lassen Sie sich von Ihrem Kind immer wieder Handlungsschritte erklären.
- Das Schreiben von Rezepten (Lieblingsrezept) oder Anleitungen (Reifen flicken) ist eine gute Übung, um das handlungsbegleitende und vorweg planende Denken zu üben.
- Spielen Sie mit dem Kind doch einmal „Du sagst mir, was ich jetzt genau machen soll!" Führen Sie eine zuvor besprochene Aufgabe (zum Beispiel Tisch decken, Auto aus Bausteinen bauen) nur nach genauer vorheriger schrittweiser Handlungsanweisung Ihres Kindes durch.

Der Trick mit den Handlungsorganisationstricks (HOTs)

Um etwa die Hausaufgaben und komplexere Aufgaben zu bewältigen, kann ein genereller Handlungsorganisationsaufbau für das Kind hilfreich und notwendig sein. Diese Strukturierungshilfe ist universell einsetzbar, verbessert die Handlungssteuerung des Kindes und ermöglicht ihm ein erfolgreicheres und selbstständigeres Handeln.

Bevor es mit der Lösung einer Aufgabe beginnt, muss das Kind lernen, sich zu stoppen und aufzupassen. Aufpassen bedeutet vor allem: Genau hinsehen und genau zuhören. Dann muss es nachdenken: Was ist meine Aufgabe? Was sind die einzelnen Arbeitsschritte? Was benötige ich

für die Aufgabe? Wie ist mein Plan? Das Kind muss also erst einmal nachdenken und seine Gedanken in Arbeitsschritte sortieren. Dann kann es mit der Aufgabe beginnen. Langes Sitzenbleiben ohne Ablenkung ist für das Kind immer wieder eine harte Prüfung. Deshalb ist es hilfreich, zwischendurch daran zu erinnern, an der Aufgabe dranzubleiben. Es ist auch sinnvoll, sorgfältig und Schritt für Schritt vorzugehen. Eine Aufgabe ist erst dann vollständig bearbeitet, wenn sie auch kontrolliert und gegebenenfalls korrigiert wurde. Der ganze Arbeitsvorgang wird damit abgeschlossen, dass der Arbeitsplatz aufgeräumt wird. Dann kann Ihr Kind stolz sein, seine Arbeit ist fertig.

INFO

Handlungsorganisationstricks (HOTs):

- **STOPP! AUFGEPASST!**
  - Ich sitze aufrecht.
  - Ich sehe genau hin.
  - Ich höre genau zu.
- **NACHDENKEN!**
  - Was ist meine Aufgabe?
  - Wie ist mein Plan?
  - Was sind die einzelnen Arbeitsschritte?
  - Was brauche ich für die Aufgabe?
- **ANFANGEN & DRANBLEIBEN!**
  - Ich arbeite sorgfältig.
  - Ich arbeite Schritt für Schritt.
  - Ich lasse mich nicht unterbrechen.
  - Ich arbeite, bis mein Ziel erreicht ist.
- **STOPP! KONTROLLIEREN!**
  - Ich sehe genau hin.
  - Ich kontrolliere.
  - Habe ich die Aufgabe erfüllt?
  - Bin ich wirklich fertig?
  - Ich korrigiere jetzt sorgfältig.
- **ARBEITSPLATZ AUFGERÄUMT!**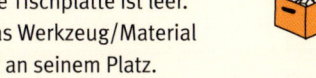
  - Die Tischplatte ist leer.
  - Das Werkzeug/Material ist an seinem Platz.
- **FERTIG**
  - Ich bin stolz auf mich!

Diese Übersicht finden Sie auch als Abreißkarte im Anhang.

Alltagshilfen

■ Erklären Sie dem Kind die Handlungs-organisationstricks. Hängen Sie den Plan mit den Handlungsorganisationstricks (HOTs) gut sichtbar auf und verweisen Sie darauf.

Damit das Kind lernt, Aufgaben selbststän-dig, planvoll und erfolgreich zu bewälti-gen, können Sie es mit folgenden Fragen und Hinweisen an eine eigene Handlungs-planung heranführen. Geben Sie dabei so wenig Hilfe wie möglich und so viel Hilfe wie nötig. Lassen Sie dem Kind Zeit nach-zudenken.

– Um das Gehirn richtig wach zu machen, ist es sehr sinnvoll, vor geistig anstren-genden Aufgaben Aufpassübungen zu machen.

– Trinken ist für den Gehirnstoffwechsel sehr wichtig. Daher noch mal ein Glas Wasser trinken, bevor es losgeht.

– Gestalten Sie die Rahmenbedingungen günstig: Ist der Arbeitsplatz hell, aufge-räumt und gut gelüftet?

– Hat das Kind an die aufrechte aufmerk-samkeitsfördernde Sitzhaltung gedacht?

– Fragen Sie das Kind: Was sollst du tun? Fordern Sie das Kind auf, die Aufgabe und die einzelnen Arbeitsschritte zu erklären.

– Helfen Sie dem Kind ggf. beim präzisen Formulieren.

– Fordern Sie das Kind zum Sprechen, also zum lauten Denken während des Han-delns, auf.

– Loben Sie das Kind für jeden kleinen Schritt.

– Erinnern Sie an das Kontrollieren. Lassen Sie das Kind seine Fehler selbst finden – zeigen Sie ihm Wege, dies zu tun.

– Tun Sie nichts nebenbei, solange Sie mit dem Kind über die Aufgabe sprechen.

– Verlassen Sie den Raum, bevor es einen Konflikt gibt.

7 Wenn das Kind mit anderen Kindern häufig Stress hat

Erklärung

Wir Erwachsenen möchten, dass das Kind mit anderen Menschen gut zurechtkommt, beliebt ist, Freunde hat und gut in die soziale Gemeinschaft integriert ist. Dafür benötigt das Kind eine gute Sozialkompetenz, denn sie ermöglicht es ihm, in spezifischen Situationen soziale Aufgabenstellungen alters- und entwicklungsentsprechend angemessen und effektiv zu bewältigen.

Kinder mit Problemen in der Sozialkompetenz erregen im Kindergarten, in der Schule, zu Hause und/oder in der Freizeit durch ein auffälliges Sozialverhalten Aufmerksamkeit. Ein Teil dieser Kinder kann in seinem Auftreten sehr impulsiv sein, schlecht warten, bis er an der Reihe ist, sich schlecht an Regeln halten, fordert viel Aufmerksamkeit ein, provoziert gehäuft und ist oft in Streitereien und Konflikte verwickelt. Ein anderer Teil der Kinder kann durch ein unsicheres, ängstliches und gehemmtes Sozialverhalten auffallen. Den Kindern fällt es schwer, tragbare Beziehungen und Freundschaften aufzubauen und zu erhalten. Im Extremfall kann es zum Einzelgängertum führen, was ein Risiko für die seelische Gesundheit darstellen kann.

Ein Mangel an sozialen Fertigkeiten kann entstehen durch:
- mangelnde Gelegenheit, angemessen soziale Fertigkeiten zu entwickeln,
- einen Mangel an Verstärkung von sozial kompetentem Verhalten,
- mangelhafte korrigierende Rückmeldung über soziale Fertigkeiten,
- mangelndes Wissen über angemessene soziale Verhaltensweisen,
- aber auch kinder- und jugendpsychiatrische Störungen.

Es ist eine wichtige Aufgabe von uns Erwachsenen, das Kind bei der Entwicklung sozialer Fertigkeiten zu begleiten und zu unterstützen.

Sie möchten,
- **dass das Kind Freunde findet und behält,**
- **dass das Kind mit anderen gut zurechtkommt und Konflikte mit anderen angemessen bewältigt.**

Ihr Ziel ist die Verbesserung der Sozialkompetenz des Kindes.

Der Trick mit dem Vorbildsein

Kinder lernen vor allem von guten Vorbildern. Wir Erwachsenen können mit positivem Beispiel einen großen Beitrag dazu leisten, dass das Kind ein angemessenes Repertoire an sozialen Fertigkeiten entwickelt.

Alltagshilfen

Seien Sie dem Kind ein gutes Vorbild im Sozialverhalten. Es lernt von Ihnen,

- wie man fürsorglich, liebevoll und respektvoll miteinander umgeht,
- wie man sich hilft und unterstützt,
- wie man auf andere Menschen zugehen kann,
- wie man miteinander in Kontakt tritt und miteinander umgeht,
- wie man sich verabredet,
- wie man seine Gefühle, Wünsche und Bedürfnisse angemessen zeigt,
- wie man anderer Meinung sein kann und trotzdem im Kontakt bleibt,
- wie man sich abgrenzen kann,
- wie man Konflikte angemessen löst,
- auch durch Ihre Erklärungen, warum Sie sich so verhalten (haben).

■ Erklären Sie dem Kind auch Ihr Wissen über angemessenes Sozialverhalten. Erläutern Sie, wie und warum Sie oder andere sich auf eine bestimmte Weise verhalten.

■ Bieten Sie dem Kind viele unterschiedliche Möglichkeiten und Situationen, in denen es soziale Fähigkeiten entwickeln kann.

■ Verstärken Sie sozial kompetentes Verhalten des Kindes durch Zuwendung, Anerkennung und Lob.

■ Korrigieren Sie sozial unangebrachtes Verhalten des Kindes. Geben Sie dem Kind Erklärungen, warum das Verhalten unerwünscht ist und welche Konsequenzen es haben kann. Geben Sie konkrete Handlungsalternativen, wenn sich das Kind sozial unangepasst verhält.

Der Trick mit dem „Freunde finden" und dem „Wir sind ein Team"

Neben dem Abgucken und Lernen von den Erwachsenenvorbildern lernen Kinder natürlich durch das Zusammensein und die Auseinandersetzung mit anderen Kindern. Das Eingebundensein in soge- nannte Peergroups (Gruppe gleichaltriger Kinder) ist ein wichtiges Präge- und Lernfeld in der Kindheit und Jugend. Von seinen Freunden anerkannt, beliebt und respektiert zu sein, ist ein zentraler Mei- lenstein und wunderbarer Nährboden für die Entwicklung eines sicheren Selbst- vertrauens.

Wenn das Kind wenige oder keine Freunde hat, können wir Erwachsenen das Kind im Aufbau und der Pflege von Freundschaften unterstützen.

Alltagshilfen

- Überlegen Sie, auch gemeinsam mit dem Kind, was es ihm so schwer macht, Freunde zu finden.
- Ermutigen Sie das Kind zu überlegen, was passieren müsste, damit es Freunde bekommt.
- Entwickeln Sie gemeinsam einen Plan zum Freundefinden. Was kann das Kind tun, um Freunde zu finden? Was muss sonst noch passieren? Mit wem möchte das Kind sich mal treffen?
- Es kann hilfreich sein, dass Sie im Um- kreis des Kindes potenzielle Freunde identifizieren. Fragen Sie die Erzieherin- nen oder Lehrer nach geeigneten Spiel- kameraden.

- Ermutigen Sie das Kind, sich zu verabre- den und sich auch mit anderen Kindern zu treffen.
- Besprechen und üben Sie bei Bedarf mit dem Kind, wie man sich verabredet („Willst Du mit mir spielen?", „Kann ich mitspielen?", „Ich habe eine Spielidee!", „Wer möchte mitspielen?", „Wollen wir uns zum Spielen treffen?").
- Damit Sie einen Eindruck bekommen, mit wem Ihr Kind sich trifft, was und wie die Kinder miteinander spielen, achten Sie darauf, dass sich die Kinder auch im- mer wieder bei Ihnen zu Hause treffen.

Organisieren Sie ein Treffen mit einem Kind bei Ihnen zu Hause.
- Vereinbaren Sie im Vorfeld den Zeitrah- men. Je jünger das Kind, desto kürzer die Zeitspanne.
- Bleiben Sie in den ersten 15 Minuten da- bei. Besprechen Sie die Regeln der ge- meinsamen Spielzeit, zum Beispiel an- hand von Spielzeitregeln.
- Schreiben Sie die Spielzeitregeln auf oder nutzen Sie die Vorlage bei den Ab- reißkarten im Anhang.
- Besprechen Sie auch, was passiert, wenn die Kinder sich an die Regeln halten, zum Beispiel: Gibt's am Ende der Spiel- zeit ein gemeinsames Picknick mit Kek- sen oder Sie lesen am Ende der gemein- samen Spielzeit eine Geschichte vor.
- Besprechen Sie auch die Konsequenzen, wenn sich die Kinder nicht an die Regeln halten, zum Beispiel: Wir werden für

83

10 Minuten getrennt und können in dieser Zeit nicht miteinander spielen. Oder: Das Besuchskind wird nach Hause gebracht.

– Überlegen Sie mit den Kindern, was gespielt werden soll.
– Schauen Sie während der gesamten Spielzeit immer wieder nach den Kindern. Loben Sie, wenn die Kinder sich an die Regeln halten. Helfen Sie bei kleineren Konflikten. Setzen Sie wenn nötig die Konsequenzen um.
– Besprechen Sie am Ende der Spielzeit mit den Kindern, wie das Treffen war, was besonders gut war und was beim nächsten Mal noch besser werden kann.

■ Unternehmen Sie etwas gemeinsam mit den Freunden ihres Kindes.
■ Geben Sie den Kindern eine Aufgabe, die sie gemeinsam bewältigen müssen („Ihr seid ein Team!").
■ Interessieren Sie sich für die Freunde Ihres Kindes.
■ Hat das Kind aufgrund seines sozial unerwünschten Verhaltens schon einen schlechten Ruf und niemand will mehr mit ihm spielen, kämpfen Sie für eine weitere Chance für das Kind. Auch hier sprechen Sie wieder mit den Erzieherinnen, Lehrern, aber vor allem auch mit den anderen Eltern. Erklären Sie die Schwierigkeiten des Kindes und dass Sie es im Üben sozial erwünschten Verhaltens nun aufmerksam unterstützen wollen.
■ Unterstützen Sie Ihr Kind, sich aktiv in einem Verein zu engagieren.

Alltagshilfen für Kiga/Schule

■ Besprechen Sie mit den Kindern, wie wichtig und schön es ist, Freunde zu haben.
■ Überlegen Sie mit den Kindern gemeinsam, was einen guten Freund ausmacht.
■ Überlegen Sie gemeinsam, wie man Freunde finden und behalten kann.
■ Besprechen Sie, was ein gutes Team ausmacht.
■ Unterstützen Sie die Kinder bei der Suche nach Freunden („Sprich doch mal den Peter an! Ich glaube, ihr habt viel gemeinsam.").
■ Besprechen Sie die Regeln für gemeinsame Spielzeiten und Treffen.
■ Verstärken Sie sozial erwünschte Verhaltensweisen durch Zuwendung, Anerkennung und Lob.
■ Vergeben Sie zum Beispiel Fair-Play-Punkte für besonders positives Sozialverhalten.
■ Stellen Sie das positive Modell vor („Toll, Peter war gerade ganz hilfsbereit und hat Sebastians Teller weggeräumt").
■ Regen Sie die Kinder an, sich auch einmal mit anderen Kindern zusammenzutun. Bilden Sie immer wieder neue Teams.
■ Geben Sie den Kindern eine Aufgabe, die sie gemeinsam bewältigen müssen („Ihr seid ein Team!").
■ Führen Sie ein „Konfliktlotsentraining" oder Ähnliches in Ihrer Einrichtung ein.

UNSERE SPIELZEITREGELN

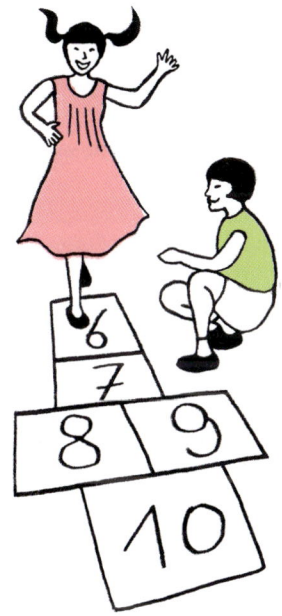

1. Wir sind freundlich zueinander.

2. Wir sind vorsichtig miteinander.

3. Wir sind ein Team und helfen uns gegenseitig.

4. Wenn wir uns nicht an die Regeln halten,
   wird unsere Spielzeit verkürzt.

8 Wenn das Kind in seiner Freizeit wenig aktiv ist

Erklärung

Eine aktive, abwechslungsreiche und anregende Freizeit trägt ungemein zu unserem Wohlbefinden, zur inneren Ausgeglichenheit und zur Gesundheit bei. Sie bietet einen wirksamen Ausgleich zum leistungsorientierten Berufs- und Schulalltag und trägt zur Regeneration und zum Stressabbau bei.

Eine gelungene Freizeitgestaltung mit Aktivitäts- und Ruhephasen eröffnet dem Kind vielfältige Erlebnis- und Erfahrungsmöglichkeiten. Die Freizeit wirkt sich stark auf die kindliche Befindlichkeit und Zufriedenheit aus. Sie kann positiv besetzte Lernräume für die Entwicklung sozialer Kompetenzen und die Ausbildung persönlicher Stärken und Interessen bieten. Im Gegensatz zu dem oftmals fremdbestimmten Alltag in der Familie und in der Schule verfügt das Kind in der Freizeit über eine größere Entscheidungs- und Gestaltungsfreiheit. Eine aktive Freizeitgestaltung hilft dem Kind daher, altersspezifische Entwicklungsaufgaben zu bewältigen und seine Persönlichkeit auszubilden.

Ziel

Sie möchten,
- **dass das Kind ausdauernder spielt und bei einem Spiel bleibt,**
- **dass das Kind eigene Spielideen entwickelt,**
- **dass das Kind Spaß und Freude in der Freizeit hat,**
- **die seelische Gesundheit des Kindes durch eine aktive Freizeitgestaltung unterstützen,**
- **dass das Kind lernt, sich in der Freizeit aktiv zu entspannen,**
- **dass das Kind in soziale Gruppen eingebunden wird,**
- **dass das Kind in der Freizeit aktiv ist und sich engagiert,**
- **die Fähigkeiten und Stärken des Kindes unterstützen und fördern,**
- **dass das Kind in der Freizeit Anregungen erhält und sich weiterentwickelt,**
- **Langeweile und schlechter Laune auf Dauer keine Chance geben.**

Ihr Ziel ist eine aktivere und befriedigendere Freizeitgestaltung des Kindes.

Das Drama unserer Zeit ist jedoch, dass viele Faktoren die Kinder in einem eigenaktiven, gelungenen und entwicklungsfördernden Freizeitverhalten sehr einschränken:

- Schulstress und Leistungsdruck nehmen (auch durch die verkürzte Schulzeit und die frühe Selektion in die Schulzweige) zu.
- Möglichkeiten, Lebens- und Bewegungsräume für spontane, anregende, natürliche und sichere Aktivitäten und Verabredungen werden weniger.
- Spontanes und selbstverständliches Treffen mit Freunden wird von lange im Voraus geplanten Verabredungen abgelöst.
- Die Zeit, in der sich unsere Kinder aktiv bewegen, wird immer kürzer.
- Der Medienkonsum (TV, PC, Playstation, Gameboy) nimmt dramatisch zu.
- Der erhöhte Medienkonsum geht mit Bewegungsmangel und daraus resultierendem Übergewicht einher. Geringes Selbstwertgefühl, Vereinsamung und soziale Unsicherheiten sind ebenfalls Folgeerscheinungen von zu viel Medienkonsum.

Kinder mit Aufmerksamkeitsproblemen, Selbstregulationsproblemen und Geschicklichkeitsdefiziten fällt es oftmals besonders schwer, die Freizeit eigenaktiv und gelungen zu gestalten:

- Sie haben häufig keine Idee, was sie machen sollen und ihnen wird schnell langweilig.
- Sie haben Schwierigkeiten, ins Handeln zu kommen und eigenaktiv zu beginnen.
- Sie brechen aufgrund der Aufmerksamkeitsdefizite oder geringer Frustrationstoleranz Aktivitäten schnell ab oder springen von einer Aktivität zur nächsten.
- Sie erleben sich als nicht so kompetent und geschickt wie die anderen Kinder und fühlen sich unterlegen und nicht dazugehörig.
- Sie reagieren zu impulsiv oder aber zu langsam, fallen schnell auf, geraten in Konflikte und brechen die Freizeitaktivität zu einem frühen Zeitpunkt ab.
- Obwohl sie sich anstrengen und ihr Bestes geben, kommen sie nicht so mit, werden stigmatisiert und fühlen sich ungerecht behandelt und ausgegrenzt.

Wir Erwachsenen können unsere Kinder bei einer ausgewogenen, positiven und entwicklungsfördernden Freizeitgestaltung sehr unterstützen.

Der Trick mit dem „Konzentriert gespielt geht's wie geschmiert"

Eine ausreichende Spielintensität ist eine gute Voraussetzung für eine gelungene Freizeitgestaltung. Das Kind sollte sich dabei altersentsprechend lange vertieft mit einer Sache oder einem Spiel beschäftigen können (siehe Seite 89). Es entwickelt dabei vermehrt selektive Aufmerksamkeitsleistungen, lernt konzentriert bei einer Sache zu bleiben. Es lernt ausdauernder zu sein und entwickelt Fantasie und Kreativität.

Alltagshilfen

Fördern und fordern Sie intensive Spielzeiten:

- Seien Sie Vorbild! Spielen Sie mit dem Kind und zeigen Sie, wie lange Sie sich intensiv mit dem Spiel beschäftigen können, welche Ideen Sie einbringen und wie Sie diese Zeit genießen.
- Greifen Sie die Spielideen des Kindes auf und spielen Sie mit. Lassen Sie das Kind in dieser Zeit so wie es ist. Es soll in dieser Zeit vor allem lernen, intensiv zu spielen.
- Interessieren Sie sich für die Interessen und Stärken des Kindes. Unterstützen Sie es in der Auseinandersetzung mit diesen Inhalten und Aktivitäten (natürlich nur, wenn diese Aktivitäten dem Kind nicht schaden!).

- Loben Sie das Kind, wenn es eigene Spielideen zeigt („Was du für tolle Spielideen hast, super!").
- Zeigen Sie dem Kind, dass Sie es beachten, auch wenn es alleine spielt. Loben Sie das Kind, wenn es vertieft spielt („Toll, wie lange du jetzt schon so schön spielst. Das kannst du richtig gut!").
- Sie wissen ja: Weniger ist oft mehr! Es kommt überhaupt nicht auf die Menge des Spielzeugs an, sondern oftmals ist das Gegenteil der Fall: Je weniger Spielzeug, desto größer ist die Wahrscheinlichkeit, dass das Kind damit spielt und seine Kreativität angesprochen wird.
- Tauschen Sie Spielsachen, Spiele und Spielgeräte immer wieder aus, zum Beispiel jahreszeitlich zugeordnet. Dies schafft Platz zum Spielen, erhöht (auch durch die Wiedersehensfreude) die Attraktivität der Dinge und lädt zu intensiverem Gebrauch und Spielen ein.
- Aus Langeweile entstehen oftmals die tollsten kreativen Ideen. Reagieren Sie deshalb auf Langeweileäußerungen gelassen. Bespielen Sie das Kind nicht sofort, sondern regen Sie es an, Ideen zu entwickeln, die aus dem Gefühl der Langeweile herausführen.
- Vermeiden Sie unbedingt den Einsatz von Medien als Babysitter oder Langeweilestopper.

Tipp: Gib Langeweile keine Chance – die Spielideenkiste!

Alltagshilfen

Wenn das Kind häufig an Ihnen klebt, ihm schnell langweilig ist und es keine Ideen hat, was es spielen kann, fertigen Sie doch mit dem Kind ein Gib-Langeweile-keine-Chance-Plakat an, auf das das Kind in solchen Situationen zurückgreifen kann. Sie können auch einen Karteikasten als Anti-Langeweile-Kiste anlegen und zu den Überschriften nach und nach mit dem Kind Spielideen auf Karteikarten sammeln.

Sortieren Sie die Spielideen nach Überschriften.

Alleine draußen spielen

– Schaukelrekord
– Seilspringrekord
– Sandburg bauen
– Buden bauen
– Ballspielrekord/Basketball
– Trampolinrekord
– Seifenblasen
– Garten mit kleinen Schritten vermessen
– Naturbeobachtung, Naturexperimente
– Gartenszenen abmalen
– werken, sägen, schnitzen, schleifen, hämmern
– Boot bauen, Holztiere bauen, Papierflieger
– Diabolo

Mit Freunden draußen spielen

– Rollenspiele: Zirkus, Zoo, Indianer, Ritter, Detektiv
– Spielplatz & Co.
– Fangen
– Verstecken
– Sackhüpfen
– Ball spielen
– Gummitwist
– Seilspringen
– Radtour
– Skaten
– Eis essen gehen

Alleine drinnen spielen/ruhige Spiele

– Puzzeln
– Konstruktionsspiele, Murmelbahn
– Experimente mit Experimentierkasten
– Bauernhof, Garage, Feuerwehr
– Puppen, Plüschtiere
– Kassette hören
– lesen
– malen
– basteln
– Papierflieger
– sticken, häkeln, stricken, nähen
– Geschenke basteln
– Bügelperlen
– Perlenketten, Perlentiere
– Obstsalat zubereiten

Mit Freunden drinnen spielen
- verkleiden, schminken, fotografieren
- Konstruktionsspiele, bauen
- malen, basteln
- singen, musizieren
- tanzen
- Gesellschaftsspiele
- Ratespiele
- Kimspiele
- Geschichte aufnehmen, Video drehen
- Feste planen und feiern
- Aufräumparty

laute Spiele/leise Spiele

Ausflüge

Spiele mit Mama/Papa

Im Internet können Sie viele weitere Anregungen finden, zum Beispiel unter www.seitenstark.de oder www.labbe.de.

Tipps zu Fernsehen, Computer & Co.

Wir wissen, dass der Medienkonsum (TV, PC, Playstation, Gameboy usw.) unserer Kinder stark zugenommen hat. Inzwischen sind auch die unerwünschten Nebenwirkungen eines unkontrollierten Medienkonsums hinlänglich untersucht und bekannt. Die Folgen übermäßigen Medienkonsums im Kindes- und Jugendalter können sein:

- Entwicklungsverzögerungen aufgrund nicht gelebter Entwicklungsaufgaben im sprachlichen, motorischen, emotionalen und kognitiven Bereich.
- Bewegungsmangel, Bewegungsarmut, Muskelschwäche, geringe Bewegungsausdauer und Haltungsschäden.
- Übergewicht und Herz- und Kreislaufprobleme.
- Kopfschmerzen.
- Störungen der zentralnervösen Wachheit, der selektiven und geteilten Aufmerksamkeitsleistungen und der Kontrollaufmerksamkeit.
- Erhöhte (innere) Unruhe, Gereiztheit und Schlafstörungen.
- Rückzug, Vereinsamung, soziale Unsicherheit.
- Schlechte Laune, Reizbarkeit, depressive Verstimmung.
- Geringes Selbstvertrauen.
- Unrealistische Selbst- und Fremdwahrnehmung.
- Ängste.
- Unrealistische Einschätzung über Lebenszusammenhänge, Verrohung, Abstumpfung, erhöhte Gewaltbereitschaft.
- Stress, das Gefühl, keine Zeit zu haben.
- Abhängigkeit.

INFO

Wie schön und entwicklungsfördernd wäre es doch, wenn das Kind das Dargebotene tatsächlich mit allen Sinnen erfahren und erleben könnte. Wenn es mit all seinen Sinnen spüren, fühlen und erfahren würde, wie es ist, durch einen Wald zu laufen, den Wind im Gesicht zu spüren, das Herz klopfen zu hören, den Geruch des Waldes zu riechen, das Rauschen und Knistern der Zweige und Blätter zu hören, die Unebenheit des Bodens mit dem Körper auszugleichen, die Sonnen- und Schattenreflexe zu sehen, Geräusche vor, hinter, über, unter und seitwärts von sich zu erfassen und zuordnen zu können, etwas zu greifen, zu ertasten, die Kraft der Finger anpassen zu müssen, etwas zu schmecken. DAS ist doch das wirkliche Leben! Die vielfältigen Reize aus der Umwelt und aus dem Körper zu filtern, wahrzunehmen, miteinander zu verbinden, darauf zu reagieren und ins Handeln zu kommen. So entstehen Lernsituationen, die das kindliche Gehirn prägen und es fit für das wirkliche Leben machen.

Natürlich können Kinder auch vom Medienkonsum profitieren: indem sie Wissen in mehr oder weniger gut aufbereiteter

Form aufnehmen und zum Denken angeregt werden. Aber stets konsumieren sie das Dargebotene aus zweiter Hand und nie erleben sie mit ihrer gesamten Wahrnehmung, wie sich die Dinge wirklich anfühlen, riechen, schmecken und wie sich das Kind und sein Körper an die dargebotenen Situationen anpassen müssten. Medienkonsum bleibt künstlich und virtuell. Folgerichtig ist, dass in der Zeit, die das Kind vor dem Bildschirm verbringt, wichtige Lebenserfahrungen und Entwicklungsaufgaben nicht stattfinden können und das Kind Gefahr läuft, diese nur unzureichend oder gar nicht zu durchleben und zu bewältigen.

Wir Erwachsenen sind also in der unbedingten Pflicht, verantwortungsvoll den Medienkonsum unserer Kinder zu kontrollieren und seine unerwünschten Nebenwirkungen für Kinder so gering wie möglich zu halten.

Alltagshilfen
Seien Sie Vorbild! Von Ihnen lernt das Kind, wie es mit Medien umgehen sollte. Schützen Sie Ihr Kind!
– Nutzen Sie Medien in Anwesenheit von Kindern bewusst und kontrolliert. Unkontrollierter Medienkonsum kann auch bei Erwachsenen zu den oben beschriebenen Folgeerscheinungen und Nebenwirkungen führen!
– Protokollieren Sie eine Woche lang Ihre Medienzeiten. Rechnen Sie diese zusammen und überlegen Sie, was Sie in dieser Zeit alles hätten machen und schaffen können!

– Protokollieren Sie auch, was Sie sehen und ob Sie dies tatsächlich bewusst sehen wollten.
– Wie wäre es mit einem medienfreien Tag in der Woche? Oder mit Medienfasten für einige Wochen? Was da wohl alles so passiert?
– Nutzen Sie Medien gezielt und planen Sie Medienzeiten bewusst!
– Tun Sie nichts nebenbei. Wenn Sie mit anderen Dingen beschäftigt sind (essen, lesen, sprechen), stellen Sie den Fernseher/PC aus!

■ Schützen Sie das Kind vor jeglicher Gewaltdarstellung und Pornografie. Schalten Sie den Fernseher bei Anwesenheit des Kindes sofort ab.
■ Protokollieren Sie eine Woche lang den Medienkonsum Ihres Kindes (was, wann, wie lange, mit wem). Werten Sie das Protokoll aufmerksam aus. Zu welchen Erkenntnissen kommen Sie? Welche Konsequenzen wären sinnvoll?
■ Legen Sie die maximale Medienzeit pro Tag für Ihr Kind fest. Die folgende Tabelle stellt die Maximalwerte des gesamten Medienkonsums pro Tag dar:

INFO

Alter	maximaler Medienkonsum pro Tag
0- bis 3-Jährige	0 Minuten
4- bis 5-Jährige	30 Minuten
6- bis 8-Jährige	45 Minuten
9- bis 13-Jährige	60 Minuten
14- bis 16-Jährige	90 – 120 Minuten

- Legen Sie die Medienzeiten, Inhalte und Programme fest, welche Ihr Kind sehen darf und welche nicht. Besprechen Sie dies mit dem Kind. Schließen Sie einen Vertrag und besprechen Sie auch, was die Konsequenzen sind, wenn sich das Kind nicht an die Regeln und den Vertrag hält (siehe Beispiel „Flimmervertrag" auf S. 94). Erklären Sie dem Kind unbedingt, warum es nur kontrolliert Medien nutzen darf und was dem Kind passieren kann, wenn es zu lange Medien nutzt.
- Nutzen Sie bei Bedarf die Vorlage bei den Abreißkarten.
- Haben Sie keine Sorge: Auch bei kontrollierten Medienzeiten und Medieninhalten lernt das Kind den Gebrauch und Umgang mit digitalen Medien.
- Suchen Sie mit dem Kind gemeinsam aus, was es anschauen möchte und darf. Eine speziell für Kinder konzipierte Fernsehzeitschrift (zum Beispiel „Flimmo") kann dabei helfen.
- Lassen Sie das Kind nicht alleine vor dem Fernseher – es sei denn, Sie kennen die Inhalte genau.
- Besprechen Sie mit dem Kind, was es gesehen hat und wie es ihm damit geht.
- Setzen Sie Medienkonsum, bei dem das Kind alleine vor einem Bildschirm sitzt, nicht als Belohnung ein. Besser geeignet ist zum Beispiel ein Kinobesuch oder ein „Kinoabend" mit der ganzen Familie als Event vor dem Fernseher mit Popcorn und Limo.

- Planen Sie immer wieder medienfreie Zeiten ein, um dem Kind zu zeigen, was man alles Tolles und Spannendes ohne Medien machen kann.
- Loben Sie das Kind, wenn es keine Medien nutzt.
- Bieten Sie dem Kind vielfältige Möglichkeiten und Anregungen, wie es seine Freizeit aktiv und sinnstiftend gestalten kann.

Alltagshilfen für Kiga/Schule

- Besprechen Sie mit den Kindern, für was und wie viel sie Medien nutzen.
- Wenn Sie besorgt wegen des möglichen übermäßigen Medienkonsums eines Kindes sind, sprechen Sie die Eltern freundlich darauf an.
- Informieren Sie freundlich, gelassen und sachlich (vielleicht auch auf einem Elternabend), welche Auswirkungen übermäßiger Medienkonsum auf die kindliche Entwicklung hat. Empfehlen Sie weiterführende Literatur zu dem Thema.
- Überlegen Sie gemeinsam mit den Kindern, welche Folgen Medienkonsum hat (zum Beispiel mit einer Positiv-negativ-Liste).
- Klären Sie die Kinder auf, welche Auswirkungen und Nebenwirkungen übermäßiger Medienkonsum auf die kindliche Entwicklung hat.
- Überlegen Sie gemeinsam mit den Kindern, was man anstelle von Medienkonsum Tolles und Spannendes tun kann.

FLIMMER-VERTRAG

Vertrag über TV, PC, Playstation, Gameboy & CO

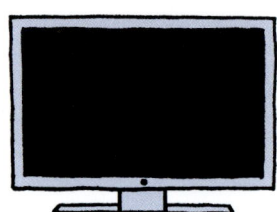

Meine Bildschirm-Regeln

1. Ich darf am Tag insgesamt _____ Minuten vor Bildschirmen verbringen.

2. Folgende Sender, Sendungen, Programme darf ich dabei nutzen:

_____

3. Folgende Sender, Sendungen, Programme darf ich nicht nutzen:

_____

4. Wenn ich mich nicht an die Regeln halte, passiert Folgendes:

_____

_____

5. Meine Eltern haben mir erklärt, warum diese Regeln für mich wichtig sind und was mir passieren kann, wenn ich mich nicht an diese Regeln halte.

Ich akzeptiere den Vertrag und verspreche, mich daran zu halten!

_____   _____

Ort, Datum   Unterschrift

Tipps für eine aktive Freizeit, Vereine, Sport & Co.

Eine gelungene und anregende Freizeitgestaltung lässt uns wachsen und ist eine gute Basis, auf die wir unser ganzes Leben zurückgreifen können.

Ein wichtiges Ziel für die emotionale und soziale Weiterentwicklung Ihres Kindes ist es, Anerkennung von Gleichaltrigen zu bekommen und sich in sozialen Bezügen zu integrieren.

Statistiken zeigen, dass sich unsere Kinder immer weniger bewegen und der Schulsport in der Regel ein stiefmütterliches Dasein fristet. Darum ist es umso wichtiger, dass sich Kinder in ihrer Freizeit viel, gezielt und regelmäßig bewegen.

Unterstützen Sie das Kind, in seiner Freizeit aktiv zu sein, sich körperlich zu ertüchtigen, Neues zu erlernen, sich regelmäßig mit anderen Kindern zu treffen und seine Kompetenzen und Stärken in die Gemeinschaft einzubringen.

Alltagshilfen

Seien Sie Vorbild! Von Ihnen lernt das Kind, wie Sie Ihre Freizeit gestalten.

Überprüfen Sie einmal kritisch Ihr **Freizeitverhalten**:
– Stimmt die Balance zwischen Arbeit und Freizeit?
– Was machen Sie in Ihrer Freizeit?
– Wie aktiv sind Sie?
– Bewegen Sie sich ausreichend?

– Wie viel unternehmen Sie gemeinsam mit Ihrem Kind, mit Ihrem Partner und der gesamten Familie?
– Wie sieht es mit den sozialen Kontakten aus?
– Möchten Sie etwas ändern und wenn ja, was genau?

Leiten Sie die Freizeit mit einem Ritual ein, zum Beispiel
– dem Besprechen der Freizeitgestaltung für das Wochenende nach dem Abendessen am Freitag.
– Eine Runde Fußball kicken oder Tischfußball spielen nach Feierabend.
– Alte Sachen anziehen und ab in den Garten.

Verbringen Sie gemeinsame Freizeit und seien Sie in der Freizeit mit dem Kind aktiv.
– Bewegen Sie sich. Radfahren, skaten, schwimmen, Fußball spielen, Ball spielen.
– Probieren Sie gemeinsam Neues aus.
– Spielen Sie zusammen Gesellschaftsspiele.
– Unternehmen Sie Ausflüge in die Natur und spielen Sie Pfadfinder.
– Unternehmen Sie kleine Reisen (zum Beispiel übers Wochenende) allein mit dem Kind.
– Kochen und essen Sie zusammen.
– Musizieren, singen Sie zusammen.
– Basteln und malen Sie zusammen.
– Organisieren Sie witzige Mottopartys.
– Organisieren Sie gemeinsame Aufräum-, Reparatur-, Renovierungs-, Werkstatt-

oder Gartenprojekte und feiern Sie das abgeschlossene Projekt gebührend.

Aber Achtung: Faulenzen Sie auch regelmäßig gemeinsam. Zeigen Sie dem Kind, dass Ruhephasen zur Erholung wichtig sind.
– Kuscheln Sie und sprechen Sie miteinander.
– Lesen Sie vor oder hören Sie zusammen Hörbücher.
– Spielen Sie sich gegenseitig Ihre Lieblingsmusik vor.
– Spielen Sie Ratespiele.
– Erzählen Sie sich Ihre Lieblingswitze.
– Sehen Sie gemeinsam Fotos von Urlauben oder von früher an.
– Nacken- und Fußmassagen können ja so entspannend sein!

Interessieren Sie sich für die Freunde Ihres Kindes und unterstützen Sie es dabei, Freundschaften aufzubauen und zu pflegen.

In Ihrer Umgebung gibt es sicher mehrere Möglichkeiten, in Vereinen und Freizeitgruppen aktiv zu werden. Suchen Sie zusammen mit ihrem Kind eine geeignete Sportart oder Freizeitgruppe aus.
– Entscheidend bei der Auswahl der Aktivität oder Freizeitgruppe sind das Interesse und die Motivation des Kindes.
– Bitte versichern Sie sich in den ersten Wochen, dass das Kind bei der Freizeitaktivität in guten Händen ist. Sie können sich so auch einen Überblick über die Trainer, die Gruppe, wichtige Regeln und den Ablauf verschaffen und können dann Ihr Kind besser verstehen (und besser mitreden), wenn es von der Freizeitaktivität erzählt.

– Sollte Ihr Kind bei der Aktivität nicht ganz so geschickt sein, oder Anpassungsprobleme zeigen, fordern Sie laut und offen Unterstützung, einen fairen Umgang und den Gedanken der Teamarbeit bei den Trainern und den anderen Kindern und Eltern ein. Jeder sollte willkommen und wichtig sein!
– Um dem Kind die Möglichkeit zu bieten, die Höhen und Tiefen des Angebotes zu erfahren und Erfolgserlebnisse zu erhalten, hat sich folgendes Verfahren sehr bewährt:
– Nach einer Entscheidungsphase von sechs Wochen sollte sich Ihr Kind für ein Jahr festlegen und sich verpflichten, an dem Angebot teilzunehmen.

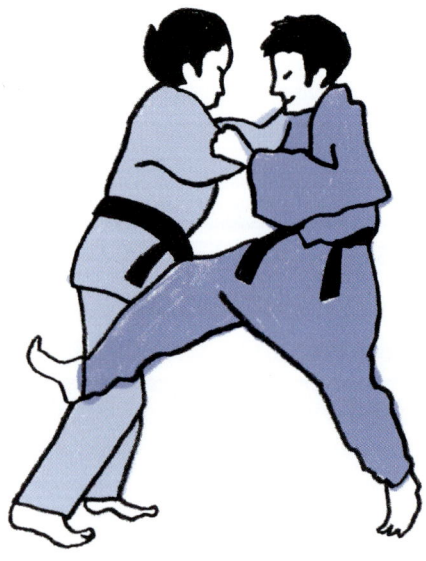

Folgende Angebote haben sich bei Kindern mit Aufmerksamkeitsproblemen besonders bewährt:
– Einzelsport: Schwimmen, Leichtathletik, Reiten, Geräteturnen, Tanzgruppen.
– Projektsportgruppen wie etwa Voltigieren oder Zirkusprojekte.
– Partnersportarten: Kampfsportarten (Judo, Aikido, Fechten usw.), Rückschlagspiele (Tischtennis, Badminton, Tennis).
– Eher ungeeignet sind manchmal reine Mannschaftssportarten wie Fußball. Die Reizüberflutung kann zu Überforderungen und damit zu vermehrtem unerwünschten Verhalten bei Ihrem Kind führen. (Ausnahmen bestätigen wie immer die Regel.)

Als Freizeitgruppen können zum Beispiel infrage kommen: Pfadfinder, Feuerwehr, Johanniter, Jugendgruppen, DLRG, Schachgruppen.

Musikalische Förderung gilt als überaus entwicklungsfördernd. Die Kombination aus Einzelunterricht und Gruppenunterricht (Orchester, Chor) bietet optimale Lernfelder.

Alltagshilfen für Kiga/Schule
- Besprechen Sie mit den Kindern, was sie in der Freizeit bislang alles machen.
- Erstellen Sie doch gemeinsam mit den Kindern eine Positiv-negativ-Liste möglicher Freizeitaktivitäten.
- Geben Sie Impulse und überlegen Sie mit den Kindern, was man in der Freizeit sonst noch Tolles und Spannendes tun kann.

9 Wenn das Kind beim Basteln und Schreiben ungeschickt ist

Erklärung

Motorik ist ein wichtiger Bestandteil der kindlichen Entwicklung. Die Schreibmotorik (Grafomotorik) wird oft auch als Höchstleistung feinmotorischer Geschicklichkeit bezeichnet. Bevor Kinder in der Lage sind, tatsächlich zu schreiben, müssen sie eine Vielzahl grob- und feinmotorischer Entwicklungsaufgaben bewältigen.

Die Entwicklung der Schreibmotorik

So entwickeln Kinder ein Repertoire kindlich bedeutsamer Handlungen wie rennen, fangen, klettern, schaukeln, Roller fahren, Ball spielen, Perlen auffädeln, puzzeln, mit Bausteinen bauen, basteln und malen; grob-, feinmotorische und kognitive Kompetenzen, die für die Entwicklung einer guten Schreibmotorik wichtig sind. Im Vorschulalter sollte das Kind

- sich beim Stehen und Sitzen gut aufrichten können, um die Hände als Werkzeuge frei zu haben,
- schon differenzierte grobmotorische Anpassungsleistungen, Halte-, Stell- und Gleichgewichtsreaktionen beherrschen,
- seine Muskelspannung und Kraftdosierung der jeweiligen Aufgabe anpassen können,
- über eine ausreichende Bewegungsausdauer verfügen,
- die Händigkeitsentwicklung abgeschlossen haben und die dominante Hand als Werkzeughand ausreichend genutzt und trainiert haben,
- über eine sichere Hand-Hand-Koordination verfügen und die nicht dominante Hand als Abstützhand oder Haltehand gezielt einsetzen können,
- seine Finger differenziert, geschickt und mit gut angepasster Kraftdosierung benutzen können,
- über eine gute Auge-Hand-Koordination verfügen,
- räumliche Beziehungen, Raum – Lage, Figur – Grund und Formkonstanz erkennen können,
- im Gebrauch von Stiften geübt sein und über eine sichere Stifthaltung verfügen,
- ausreichend gemalt haben, um über eine genügende visuomotorische Geschwindigkeit und Ausdauer zu verfügen,
- Formen (etwa Kreis, Quadrat, Dreieck, Raute) geübt nachzeichnen können,
- Grenzen auf dem Papier ausreichend sicher einhalten können, um dadurch später die Schrift auf der Linie halten zu können,
- regelmäßig fortlaufende Bewegungen willkürlich steuern können,

- zunehmende Ordnung auf gemalten Bildern schaffen können,
- Figuren differenziert und detailliert zeichnen können.

Das Kind muss also ganz schön viel können, um das Schreiben zu erlernen. In der Regel bewältigen viele Kinder auch diese Entwicklungsaufgabe problemlos. Sie zeigen Interesse für das Malen und Basteln und wollen manchmal auch schon im Vorschulalter einfache Wörter schreiben können. Sie sind also so motiviert, dass sie sich von alleine hinsetzen und häufig, ausdauernd und mit Freude diese Tätigkeiten durchführen, üben und sich die nötigen Kompetenzen aneignen.

Ursachen für Störungen der Fein- und Schreibmotorik

Ungefähr vier bis sechs Prozent aller Kinder weisen eine tatsächliche umschriebene motorische Entwicklungsstörung der Fein- und Schreibmotorik (Grafomotorik) auf. Jungen sind davon häufiger betroffen als Mädchen. Auch Kinder mit Aufmerksamkeitsproblemen und Unruhezuständen malen und basteln oft nicht gerne und häufig auch nicht altersentsprechend. Diese Kinder vermeiden Tätigkeiten wie Zeichnen, Malen und feinere Bastelarbeiten. Sie werden schnell als anstrengend, langweilig und wenig lustbetont erlebt. Die Ergebnisse sind oft auch nicht so von Erfolg gekrönt. Dafür kann es vielfältige Gründe geben:

- Das Gehirn benötigt permanent Rückmeldung von Muskeln, Sehnen und Gelenken über die Position des Kopfes im Raum, da es nicht „herunterfallen" will. Eine niedrige Ruhemuskelanspannung kann diese Rückmeldungen nicht im erforderlichen Maße liefern, sodass das Gehirn vermehrt „nachfragt", was beim Kind unwillkürlich zu vermehrter motorischer Unruhe führt. Dadurch gelangen deutlich mehr Impulse an das Gehirn, das Kind selbst jedoch fällt durch wenig sichere Feinmotorik auf. Zudem wird sein vermehrtes Zappeln von der Umwelt häufig negativ kritisiert.
- Die geringe Muskelspannung reicht nicht aus, um den Körper im Sitzen längere Zeit aufrecht zu halten und das Kind braucht die Hände, um sich zusätzlich zu stabilisieren. Freie Hände sind jedoch erforderlich, um die für das Malen und Schreiben nötigen feinmotorischen Fertigkeiten zu entwickeln.
- Wird eine Hand als zusätzliche Stütze für den Kopf eingesetzt, kann die Zusammenarbeit zwischen beiden Händen nicht trainiert werden. Die Schreibhand übernimmt zusätzlich die Aufgaben der Haltehand, Mal- und Schreibfluss werden gebremst und es kommt zu Verkrampfungen, Ermüdungserscheinungen und zu unbefriedigenden Ergebnissen.
- Untererregten Kindern fällt es schwer, in Ruhe beim Sitzen die erforderliche Wachheit des Zentralnervensystems herzustellen oder aufrechtzuerhalten. Dies ist erforderlich, um sich konzentriert länger mit einer Aufgabe beschäftigen zu können. Übererregten Kindern fällt es schwer, länger und ruhig bei einer Sache zu bleiben. In beiden Fällen können die Kinder ihre Aufmerksamkeit

nur schwer gezielt auf eine konkrete Sache konzentrieren, was dazu führt, dass sie sich leicht ablenken lassen und so die eigentliche Mal-, Bastel- oder Schreibaufgabe aus dem Blick verlieren.

Das Sitzen am Tisch wird daher insgesamt als eher unangenehm, anstrengend und ermüdend empfunden. Das Kind erlebt sich aufgrund der beschriebenen Schwierigkeiten und den damit verbundenen wenig zufriedenstellenden Ergebnissen als nicht sehr kompetent. Es vermeidet daher diese Situationen und Tätigkeiten. Daraus resultieren aber wiederum Übungsdefizite und der Frust wird noch größer.

Wir Erwachsenen können das Kind darin unterstützen, dass sich seine Fein- und Schreibmotorik gut entwickelt.

Sie möchten,
- **dass das Kind seine Hände im Alltag geschickt einsetzen kann,**
- **dass das Kind mit seinen Händen basteln und werken kann,**
- **dass das Kind entspannt, formklar und leserlich schreiben kann.**

Ihr Ziel ist die Verbesserung der Fein- und Schreibmotorik (Grafomotorik).

Der Trick mit den geschickten Fingern

Sicher ist es Ihnen schon jetzt klar: Regen Sie das Kind dazu an, im Alltag möglichst viel seine Hände und Finger zu gebrauchen.

Sie wissen nun auch schon, dass das Kind eine gute Aufrichtung benötigt, damit es seine Hände als Werkzeuge frei benutzen kann und dass daher der Stand oder das aufrechte Sitzen äußerst sinnvolle Arbeitspositionen sind.

Alltagshilfen

Lassen Sie das Kind möglichst viele Tätigkeiten im Stehen durchführen, bei denen es seine Finger und Hände einsetzen muss.
– Spielen mit Bausteinen, Puppenhaus, Playmobil, Figuren, Puzzeln, Bügelperlen am Spieltisch
– Küchenarbeiten wie schneiden, aufspießen, rühren, kneten, ausrollen, ausstechen

Bieten Sie dem Kind im Kinderzimmer einen Spieltisch an, an dem es im Stehen spielen kann (Tischkante ungefähr auf Bauchnabelhöhe).
Bei sitzenden Tätigkeiten achten Sie auf den Stuhlkantensitz (siehe Seite 49 und Abreißkarte im Anhang).

Um die Schulter- und Armbeweglichkeit des Kindes zu fördern, bieten sich folgende Tätigkeiten an:
– Ballspiele
– Federball, Tischtennis, Badminton
– Frisbee

– Schwimmen
– Seilspringen
– Klatschspiele
– großformatiges Malen
– Tisch abwischen
– Fegen, staubsaugen, harken
– Wäsche aufhängen

Um die Handgelenke und Hände zu kräftigen, hat sich Folgendes bewährt:
– Schubkarre laufen mit Handwurzelstütz
– Klatschspiele
– Tauziehen
– Schaukeln (festhalten am Schaukelseil)
– Klettern
– Diabolo
– Ballspiele, Ball prellen
– Blätterdruck
– Hämmern
– Sägen
– Teig oder Knete kneten
– Teig oder Knete ausrollen

Um die Handgelenksbeweglichkeit zu fördern, können Sie dem Kind folgende Tätigkeiten anbieten:
– Seilspringen
– Schwungtücher, Schwungbänder
– Kneten
– Ausmalen
– Gläser, Flaschen oder andere Behälter auf- und zudrehen
– Rühren (Suppen, Soßen)
– Wolle oder Spulen aufwickeln
– Abwaschen

Zur Verbesserung der Handgeschick-
lichkeit, Fingerbeweglichkeit und
Kraftdosierung:
– Münzspiel
– Murmelspiele
– Schnippspiele
– Fingertipp
– Klammerspiele
– Fadenspiele
– Fingerspiele

– Bügelperlen
– Perlen auffädeln
– Papier reißen/Pappmaschee
– Sandstreubilder
– Wachsmal-Kratzbilder
– Kneten
– Ausschneiden
– Obst schneiden/schälen
– Wäsche aufhängen
– Socken zusammenrollen

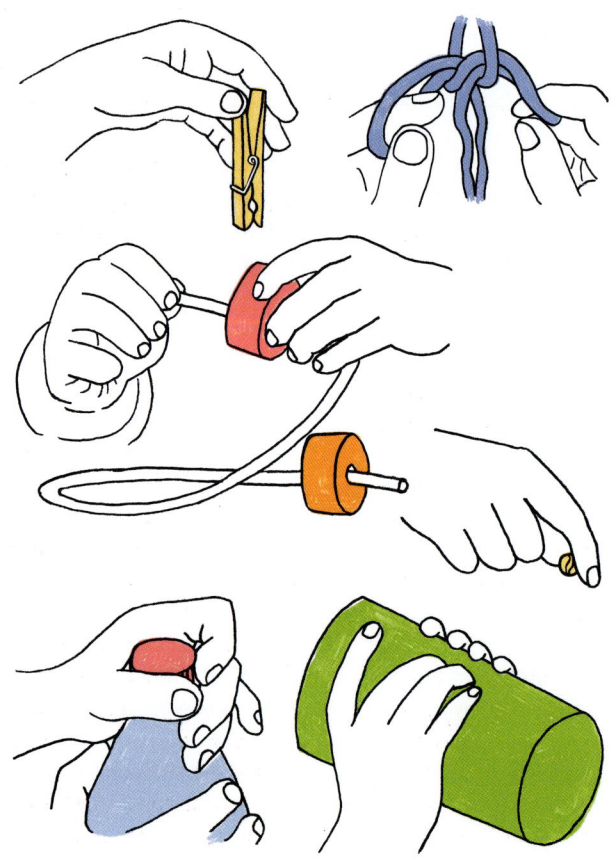

▲ Tätigkeiten zur Verbesserung der Geschicklichkeit.

Der Trick mit dem Stift, dem Malen und dem schöner Schreiben

Wenn das Kind ausreichend Angebote und Anreize zur Entwicklung der Fingergeschicklichkeit erhielt, hat es nun gute Voraussetzungen, um den Stift zum Malen und später zum Schreiben geschickt und gezielt zu führen.

Malen, Basteln und Schreiben sind sehr bedeutsame kindliche Betätigungen. Sie fördern insgesamt die geistige Entwicklung des Kindes, etwa die Ausdrucksfähigkeit,

das räumliche Vorstellungsvermögen, die Kreativität, eine schärfere Wahrnehmung oder eine vertiefte Auseinandersetzung mit einer Sache. Außerdem stellen Malen und Basteln ein sehr effektives feinmotorisches Training zur Vorbereitung auf den Schreiblernprozess dar. So führt eigentlich kein Weg daran vorbei, dass Kinder im Kindergarten- und Vorschulalter sich ausreichend feinmotorisch betätigen und eben auch Malen und Basteln üben sollten.

Wir Erwachsenen können viel dazu beitragen, dass unsere Kinder ausreichend malen, basteln und eine gute Schreibmotorik entwickeln.

INFO

Achtung!

Sollte die Händigkeit des Kindes im Jahr bevor es zur Schule kommt nicht eindeutig sein (das Kind wechselt bei feinmotorischen Tätigkeiten immer wieder die Hände) kann eine professionelle Händigkeitsdiagnostik sinnvoll werden. Dabei wird festgestellt, welche Gehirnhälfte und damit Hand bei dem Kind dominat angelegt und ausgebildet sind. Nachdem festgestellt wurde, welche Hand die „starke" Hand ist, hat das Kind dann noch genügend Zeit, um bei vielfältigen feinmotorischen Tätigkeiten die Hand für den Schreiblernprozess vorzubereiten. Die Händigkeitsdiagnostik und dazu gehörende Beratung sollte von einer darauf spezialisierten Ergotherapeutin durchgeführt werden.

Alltagshilfen

Achten Sie beim Malen, Basteln und Schreiben auf günstige Umgebungsbedingungen:

- Um ein müheloses Gleiten der Schreibhand über das Papier zu ermöglichen und Verkrampfungen zu vermeiden, sollte die Tischhöhe so angepasst sein, dass die Unterarme locker über den Tisch gleiten können und die Schultern dabei entspannt nach unten fallen.
- Um die Aufmerksamkeit und Aufrichtung zu verbessern und um Zappeln entgegenzuwirken, sollte der Stuhl möglichst höhenverstellbar sein und eine schmale Sitzfläche aufweisen (Stuhlkantensitz). Gut geeignet sind ein Tripp-Trapp-Stuhl oder ein Hocker. Ein zusätzliches Keilkissen unterstützt die Aufrichtung.

– Auch eine kippbare Schreibtischfläche kann bei geneigter Position die Aufrichtung des Kindes verbessern.
– Eine Schreibunterlage gibt dem Kind eine vermehrte Rückmeldung über den Stiftdruck und die Kraftdosierung.
– Um Schattenbildung zu vermeiden, sollte der Lichteinfall bei Rechtshändern von links und bei Linkshändern von rechts kommen.

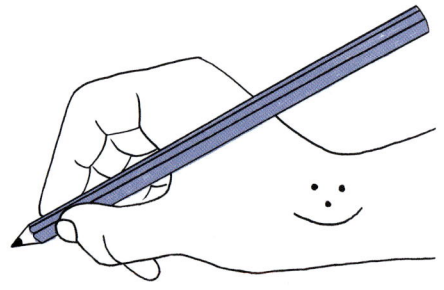

▲ Die korrekte Schreibhaltung.

So sieht die korrekte Schreibhaltung aus:
– Schultern sind locker gesenkt.
– Unterarme liegen zu zwei Dritteln auf dem Tisch.
– Beide Arme und Hände arbeiten aktiv zusammen.
– Die Haltehand (nicht dominante Hand) hält das Papier und fixiert es, damit es nicht verrutschen kann.
– Um den Schreibfluss nicht zu beeinträchtigen, stützt sich das Kind auf die Haltehand und nicht auf die Schreibhand.
– Die Handaußenkante der Schreibhand liegt auf dem Tisch auf.
– Das Handgelenk der Schreibhand ist leicht gestreckt („das fröhliche Handgelenk").
– Sollte die Schreibhand verkrampfen und auf dem Papier festkleben, kann ein Stück Papier unter die Schreibhand gelegt werden. Dadurch kann die Schreibhand leichter über das Papier gleiten und das Schreiben wird flüssiger.

Die Lage des Papiers ist für eine entspannte Schreibmotorik sehr hilfreich:
– Das Blatt liegt von der Körpermitte aus leicht zur dominanten Seiten hin verschoben (bei Rechtshändern nach rechts verschoben).
– Drehung des Blattes so, dass Blattaußenkante parallel zum entspannt aufliegenden Schreibarm liegt.
– Bei Rechtshändern Papier nach links, bei Linkshändern Papier nach rechts drehen (ca. 45° zu Tischkante), um Verwischen des Geschriebenen zu vermeiden.
– Um Verkrampfungen und Fehlhaltungen entgegenzuwirken, sollte, je weiter das Blatt nach unten beschrieben wird, das Papier vom Körper aus nach oben weggeschoben werden.

Die Stifthaltung hat nicht unbedingt etwas mit der Qualität des Schriftbildes zu tun. Auch sehr ungewöhnliche Stifthaltungen produzieren zum Teil sehr formklare und sehr gut lesbare Schriftbilder. In Deutschland wird die Dreipunkt-Stifthaltung als physiologisch korrekte Stifthaltung angesehen und den Kindern beim Erlernen der Schreibmotorik beigebracht. Die Dreipunktstifthaltung ermöglicht eine differenzierte Schreibbewegung aus den Fingern heraus.

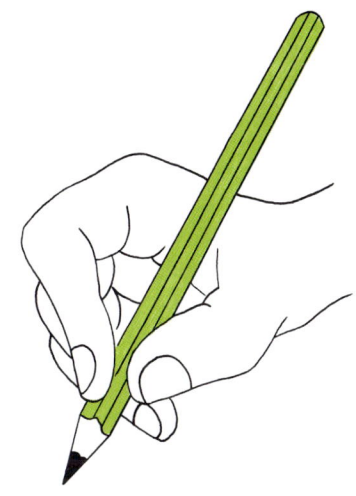

▲ Die korrekte Stifthaltung.

- Der Stift wird zwischen Daumen und Zeigefinger gehalten und liegt auf dem Mittelfinger auf („die drei Freunde").
- Daumen und Zeigefinger stehen in genauer Opposition.
- Stift liegt in der Daumenmulde.
- Ring- und Zeigefinger sind gebeugt und stabilisieren die Hand auf dem Papier.

Die Auswahl **entwicklungsgemäßer Stifte** erleichtert dem Kind das Malen und Schreiben und fördert die physiologische Stifthaltung:

- Bieten Sie dem Kind bis zur ersten Klasse unbedingt dicke dreikantige und eher schwere Bunt- und Bleistifte an. Die dreikantige Form erleichtert dem Kind die physiologische Dreipunkt-Stifthaltung. Schwerere Stifte führen eher zu einer entspannten Stifthaltung, da der Stift durch das Gewicht leichter in die Daumenmulde fällt und nicht mit Kraft aufrecht getürmt gehalten werden muss.
- Stifte mit gummierter Grifffläche lassen die Finger sicherer greifen und verhindern ein Abrutschen der Finger am Stift.
- Inzwischen gibt es auch dreikantige Wachsmalstifte.
- Normale Filzstifte geben dem Kind wenig Rückmeldung, wie fest es den Stift auf dem Papier aufdrückt. Sie sind daher bei Kindern mit Kraftdosierungsproblemen wenig geeignet. Inzwischen gibt es jedoch auch dreikantige Filzstifte mit einer federnden Spitze. Hier erhält das Kind sofort Rückmeldung, wie fest es aufdrückt.
- Um den Stift entspannt in der Daumenmulde zu platzieren, sollte die Stiftlänge mindestens 8 cm betragen.
- Für Erstklässler und Schulkinder gibt es eine große Anzahl von Lernfüllern oder Tintenrollern. Bewährt haben sich Schreiblernstiftsysteme, die vom Lernbleistift über Tintenroller bis zum Lernfüller ergonomisch geformte Stifte anbieten. Achten Sie auch bei den Lernfüllern oder Lerntintenrollern auf die dreikantige Form im Griffbereich, mit entsprechenden genau platzierten Fingermulden. So wird das Kind zur entspannten Stifthaltung geführt.

Griffhilfen können dem Kind helfen, eine physiologische und vor allem entspannte Stifthaltung zu entwickeln. Es gibt sehr viele unterschiedliche Griffhilfen und Griffverdickungen. Diese Hilfsmittel sollten unbedingt im Fachhandel oder von einer Ergotherapeutin für das jeweilige Kind gezielt angepasst und ausgesucht werden.

Auch die Malentwicklung kann durch regelmäßiges Üben deutlich angeregt und unterstützt werden. Aber, Sie wissen es ja bereits: Kinder lernen in entspannter, heiterer, humorvoller und kreativer Atmosphäre am besten. Entscheidend ist hierbei nicht das Ergebnis, sondern dass das Kind Freude und Sicherheit beim Gebrauch von Stiften bekommt!

– Malen Sie doch zusammen!
– Malen mit Musik unterstützt das Dabeibleiben, fördert die Entspannung und macht gute Laune!
– Am Anfang großformatige Bilder mit dicken Stiften.
– Am Anfang reichen tatsächlich „Punkt, Punkt, Komma, Strich – fertig ist das Mondgesicht", Regenbogen- oder Meereswellenbilder.
– Gestalten Sie doch gemeinsam – vielleicht mit rhythmischer Musik – auf großen Papierbögen (zum Beispiel Packpapierrollen) mit dicken Stiften Geschenkpapier mit einfachen Motiven: Spiralen, Kreisen, Sonnen, Gesichtern, Blitzen, Schneeflocken, Stromkabelsalat, Eisenbahnschienen, Grasbilder, Straßen, Blümchen.
– Oder malen Sie zusammen Postkarten oder Kalenderbilder.
– Ausmalbilder werden spannender, wenn Sie diese ausschneiden und zum Beispiel auf Bastelkalender kleben. Ein schönes Geschenk für Oma und Opa.
– „Diktieren" Sie dem Kind Einkaufslisten oder Rezepte und das Kind zeichnet diese nach Diktat. Entscheidend ist auch hier nicht das Ergebnis selbst, sondern, dass das Kind mit dem Stift hantiert.

– Gestalten Sie mit dem Kind ein Tagebuch mit selbst gemalten Bildern (zum Beispiel der spannendste, lustigste oder schönste Moment des Tages). Das Kind kann malen und Sie können dazu ein paar Stichwörter schreiben.
– Melden Sie das Kind in einer Kinderkunstschule an. Dort erhält es vielfältige entwicklungsfördernde Anregungen und Ideen zur Malentwicklung und Ausdrucksfähigkeit mit kreativen Medien.

Wenn es dann in der ersten Klasse ans Schreiben geht, bleiben Sie locker, denn das Kind muss die Buchstaben, und wie sie geschrieben werden, erst lernen. Es tut sich viel leichter, wenn Sie es mit Zuspruch, Spaß und Leichtigkeit unterstützen.

– Wie wär es mit Geschenkpapier mit dem neu gelernten Buchstaben oder Zahlen?
– Prämieren Sie den schönsten Buchstaben oder das schönste Wort mit dem 1. Platz (Goldmedaille). Lassen Sie das Kind immer wieder die 1. Plätze, aber auch die letzten Plätze (den Buchstaben-/Wortverlierer), herausfinden und fragen Sie, was dieser Buchstabe oder dieses Wort tun muss, um auf den 1. Platz zu kommen.
– Lassen Sie sich von dem Kind erklären, wie die Buchstaben genau geschrieben werden. Wenn es Ihnen dies erklären kann, festigt sich das Gelernte beim Kind. Außerdem merken Sie auch, wo noch Unsicherheiten in der Schriftführung sind und können dem Kind gezielt weiterhelfen.

106

- Das Kind sollte bei entspannter Hand ein formklares und lesbares Schriftbild entwickeln. Besprechen Sie mit dem Kind ganz konkret die Schreibregeln.
- Um das genaue Hinsehen (als Grundvoraussetzung für gezielte Aufmerksamkeitsleistungen) und ein formklares und lesbares Schriftbild zu trainieren, hat es sich sehr bewährt, wenn das Kind täglich (oder jeden zweiten Tag) 3 Sätze (zum Beispiel aus einem spannenden Buch) abschreibt. Das Kind sollte unbedingt zum Erlernen der Reaktionskontrolle und des genauen Hinsehens selbst kontrollieren, ob es alles richtig und auch formklar abgeschrieben hat. Ist auch nach Ihrer Kontrolle alles richtig abgeschrieben und wurden die Schreibregeln eingehalten, loben Sie das Kind. Eine mögliche Belohnung könnte sein, dass das Kind am nächsten Tag nur einen Satz (anstelle von drei Sätzen) abschreibt. Wenn das Kind die Schreibregeln bei langsamem Tempo beherrscht, kann nun das Tempo behutsam durch angemessene Zeitvorgaben erhöht werden.

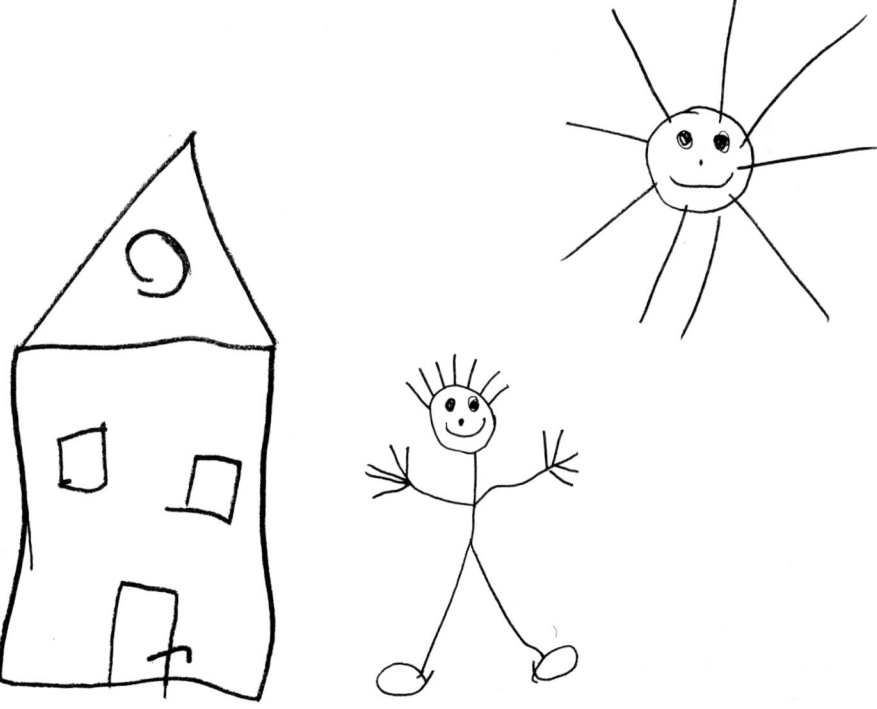

SCHÖNSCHREIB-REGELN

Die Buchstaben bleiben in der Lineatur

a b c d e f g

Es ist ausreichend Platz zwischen den Wörtern

Franz jagt im

Die Buchstaben zeigen in eine Richtung

↑ ↑ ↑ ↑ ↑ ↑ ↑

a b c d e f g

Die Buchstaben des Alphabets sehen immer gleich aus

a b c a b c a b c

10 Wie kann ich die Umgebung des Kindes unterstützend gestalten?

Erklärung

Die Bedingungen der räumlichen Umwelt haben einen Einfluss darauf, wie aktiv ein Kind sein kann und wie gut es am gemeinsamen Leben teilhaben kann. Die Gestaltung der räumlichen Umgebung des Kindes kann daher sehr zu seiner Entwicklung, seinem Wohlbefinden und seiner Gesundheit beitragen.

Die Umgebungsbedingungen können anhand der Tabelle nach förderlichen und hemmenden Faktoren analysiert und mögliche Konsequenzen daraus abgeleitet werden.

Sie möchten
- **die räumliche Umgebung des Kindes entwicklungsgerecht und förderlich gestalten?**

Ihr Ziel ist die Optimierung der Umgebungsgestaltung.

Wir Erwachsenen können viel dafür tun, dass die Umgebungsbedingungen für unsere Kinder angepasst und optimiert werden!

Protokoll zur Umgebungsanalyse

Beobachtung Wie ist die Umgebung gestaltet?	förderliche Faktoren ☺	hinderliche Faktoren ☹	Konsequenzen
sicher			
kindgerecht			
ergonomisch			
entwicklungsfördernd			
bewegungsfördernd			
einladend, anregend			
übersichtlich			
ordentlich			
großzügig			
leise			
hell			
warm			
belüftbar			

Tipps zur Optimierung der Umgebungsgestaltung

Analysieren Sie die räumliche Umwelt mit dem Protokoll der Umgebungsanalyse. Freuen Sie sich über die förderlichen Umgebungsaspekte! Überlegen Sie auch, welche Umgebungsaspekte Sie optimieren können und wollen. Machen Sie sich einen Plan, womit Sie beginnen wollen.

Wenn Sie in diesem Bereich Unterstützung benötigen, können Ergotherapeuten Sie in der Analyse der räumlichen Umgebungsbedingungen kompetent beraten und mit Ihnen gemeinsam geeignete Maßnahmen erarbeiten.

Alltagshilfen

Sicher?

Überprüfen Sie, wie sicher die Umgebung des Kindes ist. Beseitigen Sie mögliche Gefahrenquellen wie ungesicherte Steckdosen, ungesicherte Hochbetten oder Treppen, scharfe Kanten, spitze Ecken, heiße Lampen, herumliegende Kabel, rutschende Teppiche, verschluckbare Kleinstteile, Putzmittel, Chemikalien.

Kindgerecht?

Überprüfen Sie, ob die räumliche Umgebung, die Möblierung und Raumgestaltung dem Alter des Kindes und seiner Entwicklung angemessen gestaltet sind. Kann das Kind wichtige Dinge einfach erreichen, stimmen die Abmessungen und Höhen?

Ergonomisch?

Überprüfen Sie, ob der Arbeitsplatz des Kindes ergonomisch gestaltet ist, mit-

wachsen kann und das Kind aufrecht (wichtig für die Aufmerksamkeit) sitzen kann. Ist der Schreibtischstuhl so der Größe des Kindes angepasst, dass, wenn es vorne auf der Stuhlkante sitzt, die Füße fest auf dem Boden stehen und die Oberschenkellinie dabei leicht abfallend ist?

– Ein Tripp-Trapp-Stuhl ist vom ersten Lebensjahr bis zum Ende der Grundschulzeit eine sehr sinnvolle Anschaffung, dank seiner Höhenverstellbarkeit und der Möglichkeit, die Sitztiefe zu reduzieren und somit die Aufrichtung zu fördern. Ein fester Holzhocker oder Holzstuhl mit einem Keilkissen ist eine Alternative. Vorsicht bei Drehstühlen: Sie verführen zum Drehen und das reduziert die Muskelspannung, außerdem stellen die Kinder gerne die Füße auf das Drehkreuz und sacken dann eher in sich zusammen.

– Um Haltungsschäden vorzubeugen, achten Sie auf dynamisches Sitzen. Lassen Sie das Kind die Sitzposition häufiger wechseln. Der Stuhl kann zum Beispiel herumgedreht werden, sodass das Kind sich mit Bauch und Brustbein an der Rückenlehne anlehnen kann. Bieten Sie verschiedene Sitzkissen zur Verbesserung der Aufrichtung und Wachheit an (Keilkissen aus festem Schaumstoff, luftgefüllte Noppenkeilkissen, Ballkissen, Kastanienkissen, Kirschkernkissen). Stehpulte sind wegen der vermehrten Aufrichtung und der damit verbesserten zentralen Wachheit sehr empfehlenswert. Auch Liegearbeitsplätze können zum Beispiel für Lesearbeiten die Muskulatur für kurze Sequenzen entlasten und zur Entspannung beitragen. Wünschenswert wäre, dass Kindergarten und Klassenräume mit unterschiedlichen Arbeitsplätzen (verschiedene Tischhöhen, verschiedene Stuhlhöhen, Stehpulte, Sitzkissen, Liegearbeitsplätzen, Wippstühlen) ausgestattet werden und die Kinder im Laufe des Tages unterschiedliche Arbeitsplätze und Positionen einnehmen könnten.

– Ist der Schreibtisch höhenverstellbar und so hoch, dass die Schultern des Kindes locker herabhängen und die Arme leicht über den Tisch gleiten können? Kann die Schreibtischplatte geneigt werden, um die Aufrichtung des Kindes zu verbessern?

– Im Stuhlkreis sollten auffällige Kinder unbedingt in der Nähe der Erzieherin sitzen. Sie kann so unmittelbarer und schneller Einfluss auf das Kind nehmen. Im Klassenraum sollten Kinder mit Aufmerksamkeitsproblemen unbedingt ganz vorne sitzen. So fällt es ihnen leichter, sich nicht ablenken zu lassen, und die Anbindung zum Lehrer ist enger.

Entwicklungsfördernd?

Entsprechen das Spielzeug, die Spielmaterialen und Arbeitsmaterialien dem Alter des Kindes? Sind Sie entwicklungsfördernd? Welche Aspekte der Wahrnehmungsverarbeitung regen sie an? Welche kognitiven und kommunikativen Fähigkeiten regen Sie an? Sind Sie variierbar und steigerbar? Geben sie dem Kind Rückmeldung, ob es im Hantieren erfolgreich war?

Bewegungsfördernd?

Gibt es genügend Raum, damit sich das Kind bewegen kann? Gibt es genügend abwechslungsreiche bewegungsfördernde Angebote und Anreize, damit das Kind vielfältige Bewegungserfahrungen machen kann und koordinative Fähigkeiten abverlangt und gefördert werden? Planen Sie regelmäßige und ausreichende Bewegungspausen in den Alltag des Kindes ein. Stellen Sie eine Bewegungskiste mit unterschiedlichen Bewegungsgeräten (verschiedene Bälle, Springseil, Gummitwist, Diabolo, Jongliertücher, Säckchen oder Ähnliches), Spielen und Spielideen für Bewegung auch für Zwischendurch zusammen. Das bringt Bewegung in den Alltag! Lassen Sie das Kind möglichst viele Wege mit dem Roller, Fahrrad oder zu Fuß bewältigen!

Einladend, anregend?

Überprüfen Sie, wie einladend und anregend die Umgebungsgestaltung ist. Laden die Räumlichkeiten dazu ein, sich dort länger aufzuhalten und sich wohl zu fühlen? Laden die Räumlichkeiten dazu ein, aktiv zu werden und sich zu betätigen? Sind die Spielmaterialien so beschaffen, dass Sie einladen, sich vertieft und kreativ mit Ihnen zu beschäftigen? Regen Räumlichkeiten und Spielmaterialien die Fantasie an?

Übersichtlich, strukturiert?

Überprüfen Sie, wie übersichtlich, gegliedert und strukturiert die räumliche Umgebung des Kindes gestaltet ist. Wird für das Kind deutlich, wo es aktiv sein kann und wo es eher zur Ruhe kommen und sich zurückziehen kann? Gibt es ein nachvollziehbares Farbkonzept? Wird deutlich, wo sich welche Dinge und Spiel-materialien befinden?

Weniger ist mehr! Ein überschaubares Kontingent an Spielzeug führt dazu, dass sich das Kind intensiver damit auseinan-dersetzen muss und Kreativität gefördert wird. Zudem erleichtert weniger Spielzeug das Aufräumen. Reduzieren Sie Spielzeug auf eine für das Kind zu bewältigende Menge. Sortieren Sie immer wieder die Spielmaterialien. Entsorgen Sie kaputtes oder nicht altersgemäßes Spielzeug ge-meinsam mit dem Kind. Wechseln Sie Spielzeug jahreszeitlich aus.

Ordentlich?
Überprüfen Sie, ob Ordnungsprinzipien für das Kind gut erkennbar sind. Über-legen Sie gemeinsam mit dem Kind, wel-che Dinge an welchen Platz gehören. Be-schriften oder bebildern Sie dann Regale, Schränke, Kisten und Schubladen nach dem Inhalt. So sieht das Kind auf einen Blick, wo was hingehört, und das Aufräu-men wird vereinfacht. Auch ein Foto des perfekt aufgeräumten Raumes kann hel-fen, diesen auch immer wieder einmal so aufzuräumen.

Großzügig?
Überprüfen Sie, wie viel Platz dem Kind zum Spielen und zur Bewegung zur Ver-fügung steht. Schaffen Sie mehr Raum, indem Sie aussortieren und umräumen und für mehr Übersicht sorgen.

Leise?
Überprüfen Sie die Geräusch- und Lärm-kulisse. Wie laut ist die räumliche Umge-bung? Messen Sie doch einmal mit einem Dezibelmesser, wie laut es im Durch-schnitt ist und wo die Lärmspitzen liegen (Dezibelfunktion gibt es jetzt auch als Download für die modernen Smartpho-nes). Die Dezibelstärke sollte maximal bei 40 liegen.

Versuchen Sie, besonders problematische Reize auszuschalten. Es braucht aber auf keinen Fall mucksmäuschenstill zu sein. Kinder müssen lernen, auch bei Ablenkung bei der Sache zu bleiben. Dies können sie aber nur dann üben, wenn sie sich nicht in reizarmen Räumen aufhalten.

Führen Sie Symbole oder Handzeichen ein, die es dem Kind verdeutlichen, jetzt still und leise zu sein (zum Beispiel den Leise-fuchs). Lärmampeln (ebenfalls als Down-load für moderne Smartphones verfügbar) haben sich ebenfalls bewährt. Sie zeigen den Kindern, wie laut es gerade im Raum

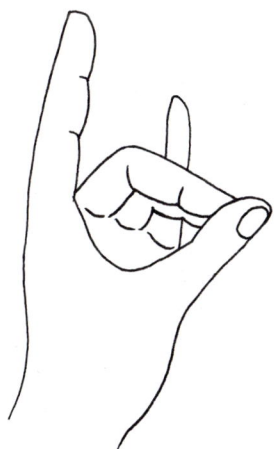

▲ Der „Leisefuchs".

ist. Schaffen es die Kinder, für eine vorher festgelegte Zeit unter der besprochenen Dezibelstärke zu bleiben, gibt es eine Belohnung.

Bei übererregten Kindern empfiehlt es sich, die Lautstärke zu senken. Das beruhigt. Bei untererregten Kindern macht eine Erhöhung der Lautstärke eher wach.

Hell?

Ist die räumliche Umgebung wirklich ausreichend hell und gut beleuchtbar ausgestattet? Achten Sie darauf, dass der Arbeitsplatz ausreichend hell ist. Ein Arbeitsplatz sollte mit 800 Lux ausgeleuchtet sein.

Um Schattenbildung zu vermeiden, sollte die Lichtquelle bei Rechtshändern von links und bei Linkshändern von rechts kommen.

Bei übererregten Kindern empfiehlt es sich, das Licht zu dimmen; das beruhigt.

Bei untererregten Kindern macht helles Licht eher wach.

Warm?

Wie warm und einfach zu temperieren ist die räumliche Umgebung? Achten Sie auf eine angenehme Temperatur. Die optimale Temperatur am Arbeitsplatz beträgt 21 °C, die optimale Temperatur zum Schlafen 18 °C.

Bei stark übererregten Kindern empfiehlt es sich, die Temperatur zu senken. Auch bei untererregten Kindern kann es hilfreich sein, die Temperatur zu senken.

Belüftbar?

Ist die Umgebung des Kindes gut belüftbar und ausreichend mit Sauerstoff versorgt? Lüften Sie regelmäßig, sodass alte und verbrauchte Luft durch Frischluft ausgetauscht wird. Frische Luft fördert die Konzentration ungemein und erhöht die Daueraufmerksamkeit.

Nachwort

Liebe Eltern, Erzieher und Lehrer,

bitte denken Sie nicht, dass Sie alle Anregungen aus diesem Ratgeber übernehmen sollten – das schafft wirklich niemand! Niemand ist perfekt – wirklich niemand! Unseren Kindern wird es guttun, wenn wir uns das eingestehen, denn das ermöglicht es uns auch, toleranter mit den Schwächen und Schwierigkeiten unserer Kinder umzugehen.

Vielleicht haben Sie Alltagshilfen in diesem Buch gelesen, die Sie bereits sicher und selbstverständlich umsetzen. Freuen Sie sich darüber, was Sie alles gut machen! Denn viele der hier vorgestellten Alltagshilfen können einen wertvollen Beitrag zur Prävention einer möglichen Verschlimmerung der Aufmerksamkeitsstörungen bieten und den häufig damit verbundenen Begleitstörungen (wie z.B. geringe Leistungsbereitschaft, depressive Verstimmtheit) vorbeugen.

Dieser Ratgeber kann jedoch auf gar keinen Fall therapeutische Interventionen ersetzen! Wenn das Kind zum Beispiel ein ADHS haben sollte, oder bei länger anhaltenden Problemen, wenden Sie sich unbedingt an einen auf das Thema Aufmerksamkeitsstörungen im Kindesalter spezialisierten Arzt und/oder an einen Kindertherapeuten! Diese können Sie auch im Rahmen von Gesundheits- und Entwicklungsförderung kompetent beraten. Sie finden dazu im Anhang viele weiterführende Adressen.

Liebe Ergotherapeutinnen und andere Therapeutinnen,

dieser Ratgeber kann die Therapie von Kindern mit Aufmerksamkeits- und Selbstregulationsstörungen im Rahmen der Umfeldberatung unterstützen. Viele Informationen, Anregungen und Tipps, die Sie als Ergotherapeutin den Eltern, Erziehern und Lehrern erklären, finden Sie hier sicherlich wieder. Ziel des Ratgebers ist es, dem Umfeld des Kindes konkrete Hilfen zur Selbsthilfe an die Hand zu geben und damit das Empowerment, aber auch die Compliance am therapeutischen Prozess der Eltern, Erzieher und Lehrer zu fördern.

Ich würde mich sehr freuen, wenn Sie den Ratgeber in Ihrer täglichen Arbeit nutzen und Sie sich dadurch unterstützt fühlen. Ich bin mir sicher, dass Sie die Inhalte mit Leben füllen und dadurch die Transfereffekte optimieren werden!

Viel Freude beim Gebrauch dieses Buches!
Ihre Britta Winter

Anhang

Literatur
Adressen
Abreißkarten

Literatur

Aust-Claus, E., Hammer P. M.: Das ADS-Buch. Neue Konzentrations-Hilfen für Zappelphilippe und Träumer: Oberstebrink Verlag, Ratingen 1999

Barkley, R. A.: Das große ADHS-Handbuch für Eltern. Verantwortung übernehmen für Kinder mit Aufmerksamkeitsdefizit und Hyperaktivität. Verlag Hans Huber, Bern 2005

Beaulieu, D.: Klimazone Klassenzimmer: 88 originelle Techniken für eine bessere Lernatmosphäre. Auer Verlag, Donauwörth 2008

Bernau, S.: Hilfen für den Zappelphilipp. Das Selbsthilfe-Elternbuch. Verlag Herder, Freiburg 1997

Bohlmann, S.: Ein Löffelchen voll Zucker... und was bitter ist wird süß! Egmont Verlag, Köln 2004

Döpfner, M., Schümann, S., Lehmkuhl, G.: Hyperkinetische Störungen. Leitfaden Kinder- und Jugendpsychotherapie. Hogrefe Verlag, Göttingen 2000

Döpfner, M., Frölich, J., Wolff Metternich, T.: Ratgeber ADHS. Informationen für Betroffene, Eltern, Lehrer und Erzieher zu Aufmerksamkeitsdefizit/Hyperaktivitätsstörungen. Hogrefe Verlag, Göttingen 2007

Döpfner, M., Schümann, S., Lehmkuhl, G.: Wackelpeter und Trotzkopf. Hilfen bei hyperkinetischem und oppositionellem Verhalten. Beltz Verlag, Weinheim 1999

Ettrich, C., Murphy-Witt, M.: ADS – So fördern Sie Ihr Kind. Gräfe und Unzer Verlag, München 2003

Furmann, B. et al.: Ich schaff's! Spielerisch und praktisch Lösungen mit Kindern finden – Das 15-Schritte-Programm für Eltern, Erzieher und Therapeuten. Carl-Auer-Verlag, Heidelberg 2008 (3. Auflage)

Gelb, H., Völkel-Halbrock, D., Hartmann, T.: Eine andere Art die Welt zu sehen. ADD. Eine praktische Lebenshilfe für aufmerksamkeitsgestörte Kinder und Jugendliche. Schmidt-Römhild Verlag, Lübeck 2000

Höglinger-Winter, S., Emberger, N.: Bewegte Pausen im Klassenzimmer: Bei Grundschulkindern neue Energien wecken. Oldenbourg Schulbuchverlag, München 2006

Hurrelmann, K., Unverzagt, G.: Kinder stark machen für das Leben. Herzenswärme, Freiräume und klare Regeln. Herder Verlag, Freiburg 2008

Imhof, M., Skrodzki, K., Urzinger, M. S.: Aufmerksamkeitsgestörte, hyperaktive Kinder und Jugendliche im Unterricht. Auer Verlag, Donauwörth 1999

Kahls, K. G., Puls, J. H., Schmid, G.: Praxishandbuch ADHS. Diagnostik und Therapie für alle Altersstufen. Georg Thieme Verlag, Stuttgart 2007

Kast-Zahn, A.: Jedes Kind kann Regeln lernen. Gräfe und Unzer Verlag, München 2007 (4. Auflage)

Korte, M.: Wie Kinder heute lernen. Was die Wissenschaft über das kindliche Gehirn weiß. Deutsche Verlags-Anstalt, München 2009

Krowatschek, D.: Überaktive Kinder im Unterricht. Verlag modernes lernen, Dortmund 2002

Lauth, G. W., Schlottke, P. F., Naumann, K.: Rastlose Kinder, ratlose Eltern. Hilfen bei Überaktivität und Aufmerksamkeitsstörungen. Deutscher Taschenbuch Verlag, München 1998

Murphy-Witt, M.: Spielerisch im Gleichgewicht. Wie unruhige Kinder ein gutes Körpergefühl finden. Christophorus-Verlag, Freiburg 2000

Neuhaus, C.: Das hyperaktive Kind und seine Probleme. Urania Verlag, Freiburg 2002

Reimann-Höhn, U.: Langsam und verträumt. ADS bei nicht-hyperaktiven Kindern. Verlag Herder, Freiburg 2008 (5. Auflage)

Salbert, U., Meussen, A.: Ganzheitliche Entspannungstechniken für Kinder. Bewegungs- und Ruheübungen, Geschichten und Wahrnehmungsspiele aus dem Yoga, dem Autogenen Training und der Progressiven Muskelentspannung. Ökotopia Verlag, München 2006 (3. Auflage)

Simchen, H.: ADS. Unkonzentriert, verträumt, zu langsam und viele Fehler im Diktat. Hilfen für das hypoaktive Kind. Kohlhammer Verlag, Stuttgart 2002

Sinnhuber, H.: Spielmaterial zur Entwicklungsförderung. Von der Geburt bis zur Schulreife. Verlag Modernes Lernen, Dortmund 2005

Spitzer, M.: Lernen. Gehirnforschung und die Schule des Lebens. Spektrum Akademischer Verlag, Heidelberg 2006

Spitzer, M.: Vorsicht Bildschirm! Elektronische Medien, Gehirnentwicklung, Gesundheit und Gesellschaft. Klett Verlag, Stuttgart 2006

Walter, G.: Lirum Larum Löffel-
spiel. Lustige Spiele beim
Kochen, Putzen und Einkaufen.
Kösel Verlag, München 2003

Warncke, A.: ADHS – Das Auf-
merksamkeitsdefizit-Syndrom.
Trias Verlag, Stuttgart 2004

Winter, B., Arasin, B.: Ergotherapie bei Kindern mit ADHS. Georg
Thieme Verlag, Stuttgart 2007

Adressen

Verbände

ADHS Deutschland e.V., Selbsthilfe für Menschen mit ADHS,
Bundesgeschäftsstelle, Postfach
410724, 12117 Berlin,
http://www.adhs-deutschland.
de, Tel. 030 85605902,
Fax 030 85605970

Zentrales ADHS-Netz. Netzwerk
zur Verbesserung der Versorgung
von Kindern, Jugendlichen und
Erwachsenen mit Aufmerksam-
keitsdefizit-/Hyperaktivitäts-
störungen (ADHS), Universitäts-
klinikum Köln (AöR),
Robert-Koch-Str. 10, 50931 Köln,
http://www.zentrales-adhs-
netz.de, Tel. 0221 4786108

Deutscher Verband der
Ergotherapeuten e.V. (DVE),
http://ergotherapie-dve.de,
Tel: 07248 91810

Deutschen Gesellschaft für
Kinder- und Jugendpsychiatrie,
Psychosomatik und Psycho-
therapie e.V. (DGKJP),
http://www.dgkjp.de,
Tel.: 030 240477220

Deutsche Gesellschaft für Sozial-
pädiatrie und Jugendmedizin e.V.
(DGSPJ), http://www.dgspj.de,
Tel. 0931 20127709

Deutsche Gesellschaft für
Kinder- und Jugendmedizin e.V.,
http://www.dgkj.de,
Tel. 030 30877790

Kinder- und Jugendärzte im Netz,
http://www.kinderaerzte-im-
netz.de, Tel. 0221 689090

Alltag

Bundesarbeitsgemeinschaft
Mehr Sicherheit für Kinder e.V.,
http://www.kindersicherheit.de,
Tel. 0228 688340

Bundeszentrale für gesund-
heitliche Aufklärung BZgA,
http://www.kindergesundheit-
info.de, Tel. 0221 89920

Mediennutzung

Flimmo. Programmberatung für
Eltern, Fernsehen mit Kinder-
augen, http://www.flimmo.de,
Tel. 089 63808280

Schau hin! Was deine Kinder
machen. Eine Seite für Eltern mit
Kindern, die die Medienwelt ent-
decken, http://schau-hin.info,
Tel. 030 400059959

Ein Netz für Kinder. Kinder- und
Jugendmedienschutz, http://
www.ein-netz-fuer-kinder.de,
Tel. 0180 1907050

FragFinn.de. Sicherer Surfraum
für Kinder, http://www.fragfinn.
de, Tel. 030 24048430

Zusammenschluss renommierter
deutschsprachiger Kinderseiten
im Internet, http://www.seiten-
stark.de, Tel. 0228 91048282

Familie, Erziehung, Soziales

Arbeitskreis Neue Erziehung e.V.
(Elternbriefe zu Erziehungsfra-
gen, die gemeinsam mit dem
Bundesfamilienministerium
erarbeitet wurden),

http://www.ane.de,
Tel. 030 259006-0

Bundesweites Elterntelefon,
kostenlose Rufnummer
0800 1110550,
http://www.elterntelefon.org,
Tel. 0202 2590590

Das Online-Familienhandbuch
des Staatsinstituts für Früh-
pädagogik (IFP), http://
www.familienhandbuch.de

Deutscher Kinderschutzbund e.V.
(DKSB), http://www.kinder-
schutzbund.de,
Tel. 030 2148090

Online-Beratung für Eltern der
Bundeskonferenz für Erziehungs-
beratung, https://www.bke-
beratung.de, Tel. 0911 97714-0

Familienwegweiser. Seite des
Bundesfamilienministeriums,
http://www.familien-wegweiser.
de, Tel. 03018 555-0

Mobbing: Schluss damit!,
http://www.mobbing.seiten-
stark.de, Tel. 02271 494914

Freizeit

Das Kinder-Sportportal,
http://www.sportspatz.de,
Tel. 030 82704101

Zzzebra. Das Web-Magazin für
Kinder, http://www.zzzebra.de

Stiftung Lesen,
http://www.stiftunglesen.de,
Tel. 06131 28890-0

Register

Bibliografische Information der Deutschen Nationalbibliothek
Die Deutsche Nationalbibliothek verzeichnet diese Publikation in der Deutschen Nationalbibliografie; detaillierte bibliografische Daten sind im Internet über http://dnb.d-nb.de abrufbar.

Programmplanung und Bildredaktion: Sibylle Duelli
Redaktion: Kristina Heindel
Umschlaggestaltung und Layout: Cyclus Visuelle Kommunikation, Stuttgart

Bildnachweis:
Umschlagfotos: Helge Krückeberg, Hannover
Fotos im Innenteil: Helge Krückeberg, Hannover

Die abgebildeten Personen haben in keiner Weise etwas mit der Krankheit zu tun.

Zeichnungen: Frauke Lehn, Stuttgart (S. 33, 35, 40, 42, 44, 45, 49, 52, 53, 54, 62, 63, 64, 71, 74, 79, 85, 94, 96, 102, 104, 105, 107, 110, 113), Tina Wahl, Stuttgart (S. 12, 35, 36, 40, 53, 62, 63, 64, 70, 71, 72, 85, 94, 108, 110)

© 2010 TRIAS Verlag in MVS Medizinverlage Stuttgart GmbH & Co. KG
Oswald-Hesse-Straße 50, 70469 Stuttgart

Printed in Germany

Satz: kaltnermedia GmbH, Bobingen
gesetzt in InDesign CS3
Druck: AZ Druck und Datentechnik GmbH, Kempten

Gedruckt auf chlorfrei gebleichtem Papier

ISBN 978-3-8304-3540-2

3 4 5 6

SERVICE

Liebe Leserin, lieber Leser,

hat Ihnen dieses Buch weitergeholfen? Für Anregungen, Kritik, aber auch für Lob sind wir offen. So können wir in Zukunft noch besser auf Ihre Wünsche eingehen. Schreiben Sie uns, denn Ihre Meinung zählt!

Ihr TRIAS Verlag
E-Mail Leserservice: heike.schmid@medizinverlage.de
Lektorat TRIAS Verlag, Postfach 30 05 04, 70445 Stuttgart, Fax: 0711 89 31-748

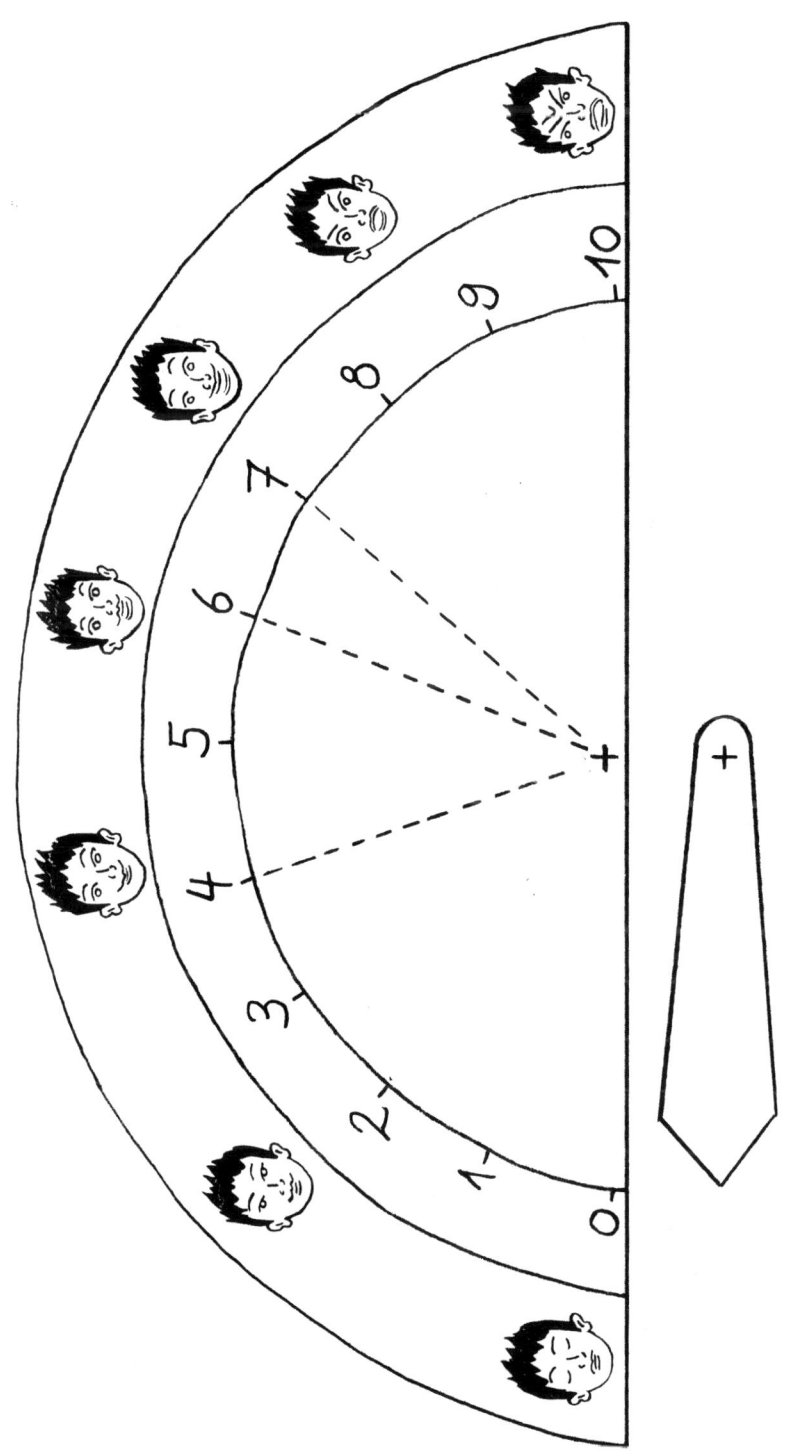

Ruhig-mach-Tricks

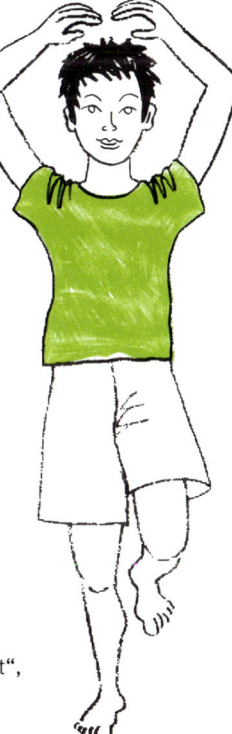

- Licht dimmen.
- Leise entspannende Musik.
- Den Raum begrenzen.
- Stimme der Erwachsenen fest, ruhig und wenig emotional.
- Schwere Muskelarbeit (schwere Gegenstände ziehen und schieben).
- Fester Druck auf dem Körper (Druckmassagen).
- Festes Abklopfen des Körpers.
- Tempo verlangsamen.
- Langsames Schaukeln.
- Aufpassübungen (siehe Seite 52).
- Zentrierungsübungen (siehe Seite 54).
- Entspannungstechniken, Traumreisen.
- Tief in den Bauch atmen.
- Rückwärts von 10 zählen und tief in den Bauch atmen.
- Eine Pause machen.
- Merkspruch, zum Beispiel: „In der Ruhe liegt die Kraft", „Nur ruhig Blut, dann geht's gut", „Konzentriert geht's wie geschmiert", „Wenn ich will, wird alles still" (siehe S. 53 und Abreißkante).
- Kaltes Wasser trinken.
- Warmen Tee trinken.
- Eiswürfel lutschen.
- Kaugummi kauen.
- Kim-Spiele: nur einen Sinneskanal ansprechen, sich ganz auf das Hören, Sehen, Schmecken oder Tasten konzentrieren. Mögliches Kim-Spiel mit dem Mund: ein Gummibärchen ganz bewusst im Mund lutschen und sich nur darauf konzentrieren.
- Nutzen Sie auch die Vorlagen bei den Abreißkanten.

▲ Stehen wie ein Baum macht ruhig.

Alltagshilfen für Kiga/Schule

- Probieren Sie mit den Kindern verschiedene Ruhig-mach-Tricks aus. Lassen Sie die Kinder erarbeiten, welche Ruhig-mach-Tricks besonders wirken.
- Lassen Sie die Kinder Karten malen, auf denen die „besten" Ruhig-mach-Tricks abgebildet sind.
- Regen Sie die Kinder an, diese Tricks bei besonderer Unruhe zu nutzen.

Wach-mach-Tricks

- Helles Licht.
- Eher laute rhythmische Musik.
- Krach selber machen (Trillerpfeife, singen, klatschen ...).
- Raum für Bewegung schaffen.
- Stimme der Erwachsenen heben, lauter und viel Modulation.
- Starke eindeutige Reize.
- Tempo erhöhen (Wettkämpfe, Stoppuhr).
- Häufige schnelle Positionswechsel (liegen, sitzen, stehen, rennen, Stopps).
- Schwere Muskelarbeit (schwere Gegenstände ziehen und schieben).
- Heftiges Schaukeln, Drehen (Vorsicht bei Überempfindlichkeit!).
- Aufpassübungen, zügig mit Tempo (siehe Seite 52).
- Merkspruch, zum Beispiel: „Frisch und wach – wie der Fisch im Bach" (siehe Seite 53)
- Kaltes Wasser trinken.
- Eiswürfel lutschen.
- Saures lutschen.

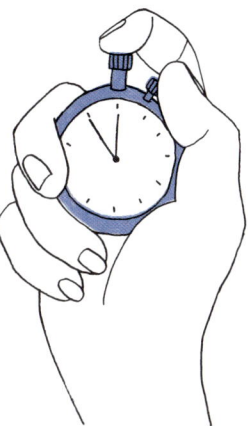

▲ Zeitdruck macht wach.

Alltagshilfen für Kiga/Schule
- Probieren Sie mit den Kindern verschiedene Wach-mach-Tricks aus.
- Lassen Sie die Kinder erarbeiten, welche Wach-mach-Tricks besonders gut wirken.
- Lassen Sie die Kinder Karten malen, auf denen die „besten" Wach-mach-Tricks abgebildet sind.
- Regen Sie die Kinder an, diese Tricks bei besonderer Antriebsarmut oder Verlangsamung zu nutzen.
- Nutzen Sie auch die Vorlagen in den Abreißkarten.

Aufpassübung: Hampelmann

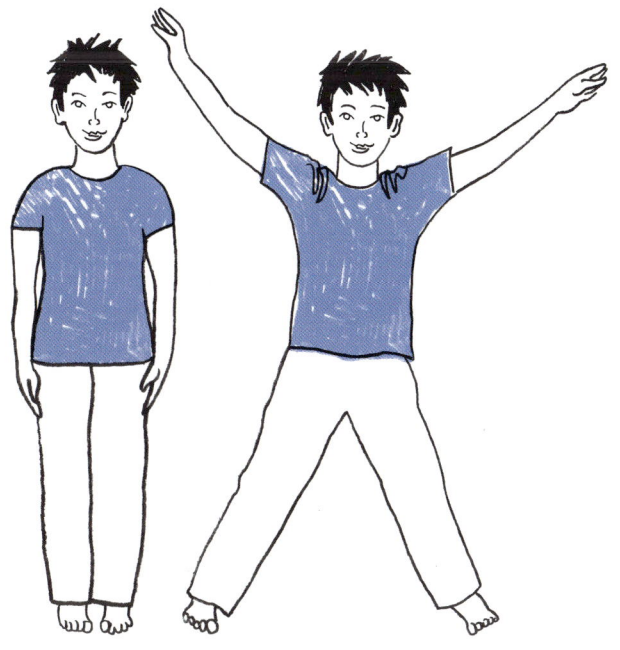

Zentrierungsübung: Vogel im Nest

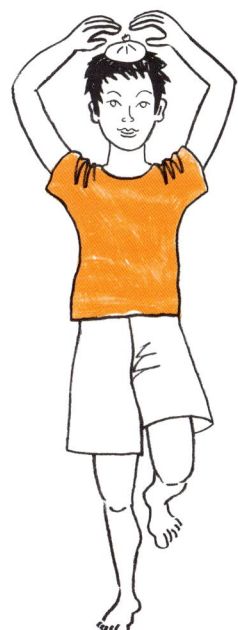
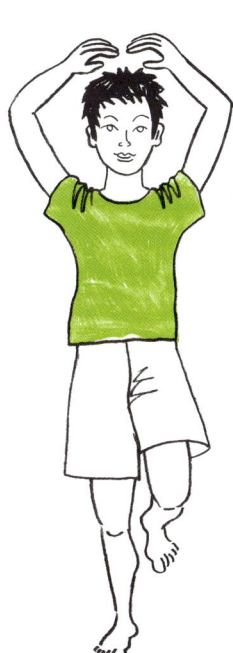

Handlungsorganisationstricks (HOTs)

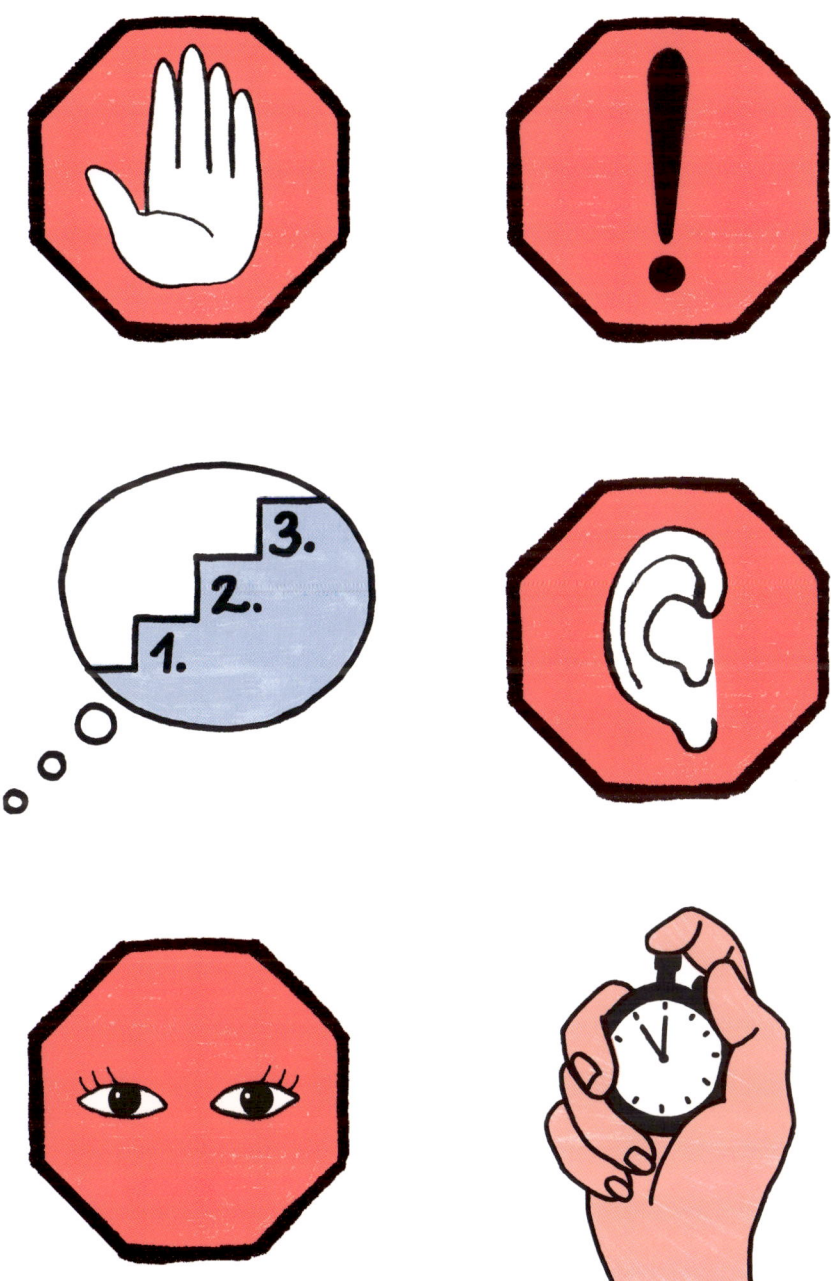

MEIN TAGESPLAN

Uhrzeit	Aktivität	☺

MEIN WOCHENPLAN

Uhrzeit	Mo	Di	Mi	Do	Fr	Sa	So

MEINE REGELN

Diese Regeln gelten für mich. X		Regel	✓
	⏱	Ich bin zur verabredeten Zeit morgens fertig.	
	🙂	Ich bin freundlich.	
	👂	Ich höre genau zu.	
	👁	Ich sehe genau hin.	
	❗	Ich bewege mich vorsichtig.	
	🪑	Ich sitze still.	
	✋	Ich beachte und nutze das STOPP-Signal.	
	💭	Vor dem Spielen erledige ich erst meine Aufgaben.	
	⏱	Meine Aufgaben erledige ich zügig.	
	📦	Bevor ich etwas Neues beginne / spiele, räume ich die Dinge an ihren Platz zurück.	
	⏱	Ich bin zur verabredeten Zeit im Bett.	

Meine Checkliste, vom ———

Nr.	selbst daran denken	Punkte	Mo	Di	Mi	Do	Fr	Sa	So	Punkte erreicht
1.										
2.										
3.										
	Punkte maximal **Punkte erreicht**									

FAMILIEN-VERTRAG

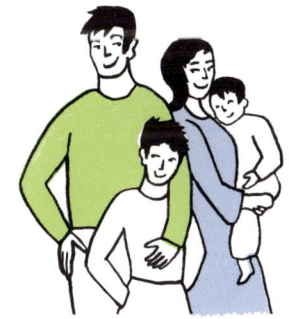

Unsere Regeln

1. Wir gehen freundlich und respektvoll miteinander um.

2. Wir unterstützen und helfen uns.

3. Wir gehen vorsichtig mit den Dingen um.

4. Zu diesen Zeiten essen wir immer gemeinsam.

_____

5. Wir beachten und nutzen das STOPP-Signal.

6. Wenn wir Ärger, Kummer, Sorgen oder Fragen haben, sprechen wir das an.

7. Wir treffen uns einmal in der Woche zum Familienrat und besprechen, wie die vergangene Woche war, was gut geklappt hat und was positiv war, was in der nächsten Woche besser klappen könnte / müsste, den Plan für die nächste Woche / wichtige Termine.

Ich akzeptiere den Vertrag und verspreche, mich daran zu halten!

_____ _____

Ort, Datum   Unterschriften der Familienmitglieder

_____

_____

FLIMMER-VERTRAG

Vertrag über TV, PC, Playstation, Gameboy & CO

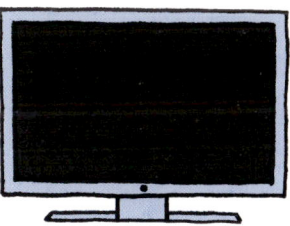

Meine Bildschirm-Regeln

1. Ich darf am Tag insgesamt _____ Minuten vor Bildschirmen verbringen.

2. Folgende Sender, Sendungen, Programme darf ich dabei nutzen:

_____

3. Folgende Sender, Sendungen, Programme darf ich nicht nutzen:

_____

4. Wenn ich mich nicht an die Regeln halte, passiert Folgendes:

_____

_____

5. Meine Eltern haben mir erklärt, warum diese Regeln für mich wichtig sind und was mir passieren kann, wenn ich mich nicht an diese Regeln halte.

Ich akzeptiere den Vertrag und verspreche, mich daran zu halten!

_____   _____
Ort, Datum   Unterschrift

KLASSEN-VERTRAG

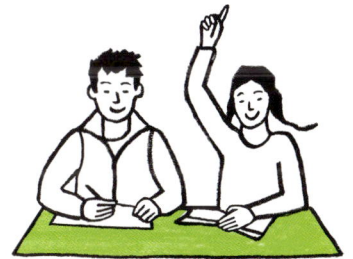

Unsere Regeln

1. Wir gehen freundlich, fair und respektvoll miteinander um.

2. Wir unterstützen und helfen uns.

3. Wir sehen uns an, wenn wir miteinander reden.

4. Wir hören uns gut zu.

5. Wir warten, bis wir an der Reihe sind.

6. Wir sind bei der Sache und lenken uns nicht ab.

7. Wir gehen vorsichtig mit den Dingen um.

8. Wir sprechen Konflikte und Probleme an und suchen gemeinsam nach Lösungen.

9. Wenn wir uns nicht an die Regeln halten, trifft sich die gesamte Klasse am Nachmittag zum Klassenrat.

10. Bei groben Verstößen werden die Eltern unmittelbar benachrichtigt.

Ich akzeptiere den Vertrag und verspreche, mich daran zu halten!

_____   _____
Ort, Datum   Unterschriften der Klassenmitglieder

_____

_____

Schul-Checkliste, vom

Nr.	Geschafft?! * = super = 2 + = gut = 1 - = schlecht = 0	Mo		Di		Mi		Do		Fr	
		K	L	K	L	K	L	K	L	K	L
	Kontrolle K = Kind L = Lehrerin										
1.											
2.											
3.											
	Punkte maximal Wie viele Punkte erreicht? **Total**										

UNSERE SPIELZEITREGELN

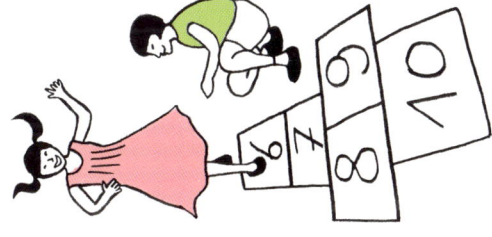

1. Wir sind freundlich zueinander.

2. Wir sind vorsichtig miteinander.

3. Wir sind ein Team und helfen uns gegenseitig.

4. Wenn wir uns nicht an die Regeln halten, wird unsere Spielzeit verkürzt.

Meine Wunschliste

Das wünsche ich mir:	So viele Punkte benötige ich dafür:

Lobwörter

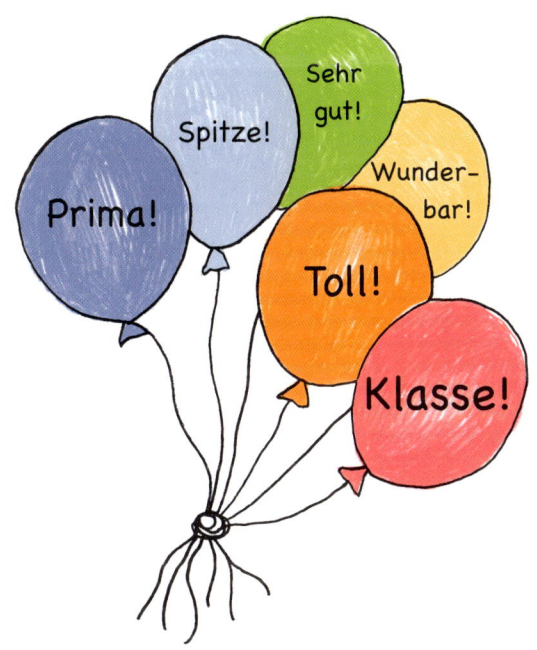

Applaus-Karte

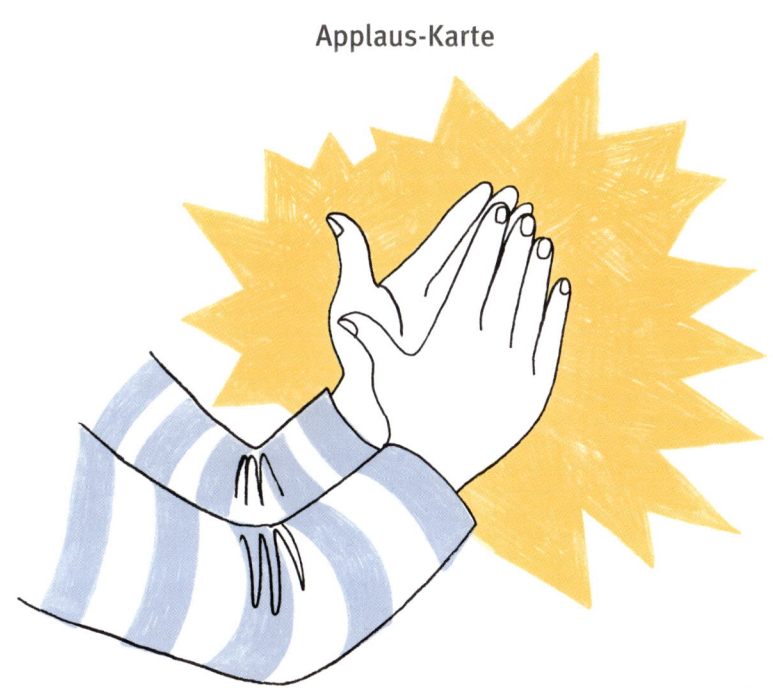

Stuhlkantensitz

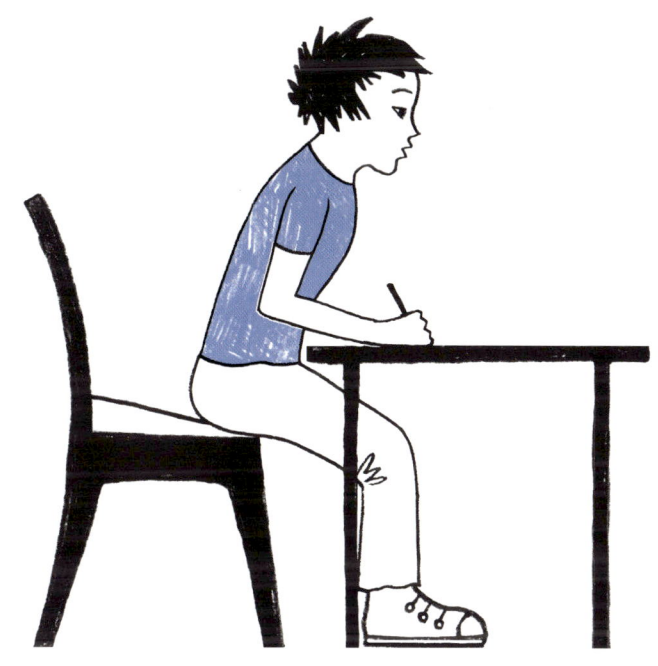

Merksprüche

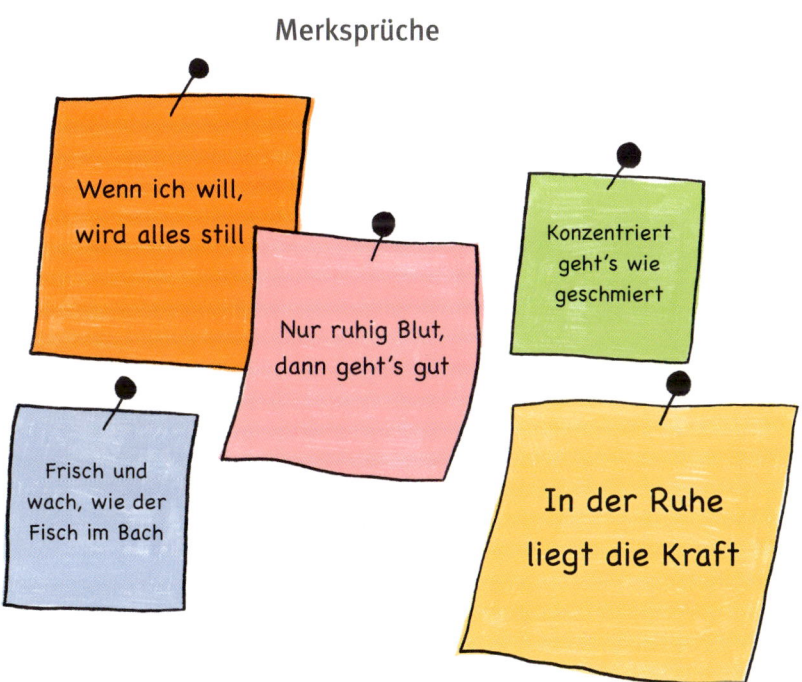